Fisiopatologia das doenças
metabólicas na infância
e na adolescência

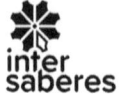

Fisiopatologia das doenças metabólicas na infância e na adolescência

Lucyana de Miranda Moreira

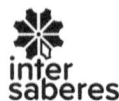

Rua Clara Vendramin, 58 • Mossunguê • CEP 81200-170 • Curitiba • PR • Brasil
Fone: (41) 2106-4170 • www.intersaberes.com • editora@intersaberes.com

Conselho editorial
Dr. Alexandre Coutinho Pagliarini
Dr.ª Elena Godoy
Dr. Neri dos Santos
M.ª Maria Lúcia Prado Sabatella

Editora-chefe
Lindsay Azambuja

Gerente editorial
Ariadne Nunes Wenger

Assistente editorial
Daniela Viroli Pereira Pinto

Preparação de originais
Fabrícia E. de Souza

Edição de texto
Letra & Língua Ltda. – ME

Capa
Laís Galvão (*design*)
Irina Mikhailichenko/Shutterstock (imagem)

Projeto gráfico
Luana Machado Amaro

Diagramação
Fabio Delfino

***Designer* responsável**
Luana Machado Amaro

Iconografia
Regina Claudia Cruz Prestes
Sandra Lopis da Silveira

Dados Internacionais de Catalogação na Publicação (CIP)
(Câmara Brasileira do Livro, SP, Brasil)

Moreira, Lucyana de Miranda
   Fisiopatologia das doenças metabólicas na infância e na adolescência / Lucyana de Miranda Moreira. -- Curitiba, PR : InterSaberes, 2024. -- (Série corpo em movimento)

   Bibliografia.
   ISBN 978-85-227-0797-3

   1. Crianças e adolescentes - Saúde 2. Doenças metabólicas 3. Fisiopatologia 4. Profissionais da saúde - Formação I. Título. II. Série.

23-184184   CDD-616.07
                                                                            NLM-QZ-140

Índices para catálogo sistemático:

1. Fisiopatologia clínica : Medicina 616.07

Eliane de Freitas Leite - Bibliotecária - CRB 8/8415

1ª edição, 2024.

Foi feito o depósito legal.

Informamos que é de inteira responsabilidade da autora a emissão de conceitos.

Nenhuma parte desta publicação poderá ser reproduzida por qualquer meio ou forma sem a prévia autorização da Editora InterSaberes.

A violação dos direitos autorais é crime estabelecido na Lei n.9.610/1998 e punido pelo art. 184 do Código Penal.

Sumário

Prefácio • 15

Apresentação • 17

Como aproveitar ao máximo este livro • 21

Capítulo 1

Obesidade infantil • 27

1.1 Etiologia da obesidade infantil • 32

1.2 Características individuais e genéticas • 39

1.3 Ambiente social, físico e escolar • 47

1.4 Obesidade infantil e doenças associadas • 54

1.5 Benefícios da atividade física • 58

Capítulo 2

Diabetes mellitus (DM) • 67

2.1 Tipos de diabetes e suas especificidades • 71

2.2 Diabetes mellitus tipo 2 (DM2) • 74

2.3 Diabetes mellitus tipo 1 (DM1) • 78

2.4 Benefícios e recomendações de atividade física • 89

2.5 Prevenção de síndromes metabólicas • 91

2.6 Gerenciamento da atividade física em crianças e adolescentes com DM2 • 101

Capítulo 3
Asma e outras doenças respiratórias · 109
   3.1 Patologia da asma · 113
   3.2 Infecções virais e asma na primeira infância · 121
   3.3 Síndrome metabólica e asma · 126
   3.4 Fatores ambientais e genéticos da asma · 130
   3.5 Riscos e benefícios do exercício físico para
         pessoas com asma · 135
   3.6 Bronquite crônica e fibrose cística · 140
   3.7 Fatores para desenvolvimento da DPOC
         pré e perinatal · 145

Capítulo 4
Disfunções da tireoide em crianças e adolescentes · 153
   4.1 Glândula tireoide · 156
   4.2 Hipotireoidismo e hipertireoidismo · 164
   4.3 Hipotireoidismo leve ou subclínico · 169
   4.4 Resposta endócrina ao exercício em crianças
         e adolescentes · 173

Capítulo 5
Puberdade precoce e tardia · 181
   5.1 Processo maturacional da infância à adolescência · 183
   5.2 Padrões de crescimento e tempo puberal · 188
   5.3 Alterações físicas associadas à puberdade · 194
   5.4 Implicações fisiológicas e psicossociais da puberdade
         precoce e tardia · 196
   5.5 Respostas ao exercício físico durante a puberdade · 206
   5.6 Antropometria e avaliação do crescimento
         e desenvolvimento · 209

Capítulo 6
  Síndrome do ovário policístico (SOP) • 215
  6.1 Epidemiologia da SOP • 219
  6.2 Características neuroendócrinas da SOP • 222
  6.3 Fatores hereditários, genéticos e ambientais da SOP • 226
  6.4 Diagnóstico e tratamento da SOP • 231
  6.5 Transtornos de humor e qualidade de vida em mulheres com SOP • 234

Considerações finais • 241
Referências • 243
Bibliografia comentada • 277
Respostas • 279
Sobre a autora • 281

Este trabalho é dedicado aos professores, mestres e doutores que me guiaram e aos que ainda estão ao meu lado durante minha vida acadêmica e profissional.

Agradeço primeiramente a Deus, por ter me mantido na trilha certa durante a elaboração deste livro, com saúde e forças para chegar até o final.

Sou grata à minha família, pelo apoio que sempre me deu durante a minha vida, e aos meus amigos, companheiros incansáveis de projetos, perspectivas e anseios.

Deixo um agradecimento especial à Prof.ª Dr.ª Maria de Fátima Fernandes Vara, por acreditar no meu potencial e impulsionar meus sonhos.

"Enquanto ensino continuo buscando, reprocurando. Ensino porque busco, porque indaguei, porque indago e me indago. Pesquiso para constatar, constatando, intervenho, intervindo educo e me educo. Pesquiso para conhecer o que ainda não conheço e comunicar ou anunciar a novidade."

(Paulo Freire, Pedagogia da autonomia, *1996)*

Prefácio

Atuar na educação é e sempre será uma tarefa árdua, visto que o processo de ensinar está atrelado à busca constante e incessante por atualizações, de modo a trazer para o estudante a troca de conhecimentos necessária, além de instigá-lo a pesquisar sempre mais. Na minha trajetória na educação, tive a felicidade de trilhar grande parte do caminho ao lado da Prof.ª Lucyana Miranda Moreira e, indo um pouco mais a fundo, tive o privilégio de tê-la também como uma promissora aluna e talvez a mais brilhante orientanda em Fisioterapia, sua segunda graduação.

Lucyana é uma militante na educação profissionalizante, no paradesporto e, sobretudo, reabilitação, destacando-se nacional e internacionalmente por sua atuação.

Esta obra não poderia ser diferente: mostra o zelo e o cuidado da autora em trazer informações preciosas sobre temas extremamente relevantes na infância e preocupantes no mundo todo. Um deles é a obesidade infantil, que ainda assombra a saúde pública com dados assustadores. Uma obra como esta, portanto, pode contribuir para a capacitação de profissionais da saúde com estratégias de trabalho que revertam e previnam casos de obesidade infantil.

Este livro ainda aborda as doenças metabólicas na infância considerando problemáticas importantes para a saúde da criança e do adolescente. Por isso, pode ser utilizado também como um material didático-pedagógico de grande relevância no contexto da saúde infantil.

Prof.ª Dr.ª Nazareti Pereira Ferreira Alves
Doutora em Engenharia Biomédica, mestra
em Semiótica, Tecnologias da Informação
e Educação e graduada em Fisioterapia
e Pedagogia.

Apresentação

Esta obra se destina a todos aqueles que desejam iniciar os estudos no universo da fisiopatologia das doenças metabólicas na infância e na adolescência. A abordagem assumida no texto é de caráter introdutório, com o objetivo de apresentar alguns tópicos da área e incentivar a busca por conhecimentos aprofundados dos assuntos discutidos.

Para as crianças, uma boa nutrição e muito exercício são os alicerces para o crescimento forte, o desenvolvimento saudável e o bem-estar durante a vida. O que elas comem e bebem nos primeiros anos de vida pode afetar a saúde por muitos anos. Os hábitos alimentares gerais são formados nos anos iniciais, por isso é importante incentivá-las a comer alimentos nutritivos. Hoje em dia, muitas crianças não recebem a nutrição adequada nem praticam atividades físicas suficientes e, com isso, desenvolvem doenças que, até alguns anos atrás, eram predominantemente de adultos.

Nesse contexto, abordamos, no Capítulo 1, a obesidade e suas principais complicações. A obesidade infantil é um problema sério em todo mundo e deixa crianças e adolescentes suscetíveis a problemas de saúde. A prevalência de obesidade nessas faixas etárias ainda é muito alta. Alguns grupos de crianças são mais afetados do que outros, mas todos correm o risco de ganhar peso acima do considerado saudável, o que demonstra a relevância do tema.

No Capítulo 2, o tema é a diabetes mellitus, com destaque para questões relevantes que circundam a doença na criança e no adolescente, já que, com o tempo, essa doença pode danificar o coração, os vasos sanguíneos, os olhos, os rins e os nervos, causando problemas crônicos ou morte precoce.

Tratamos, no Capítulo 3, da asma e das doenças respiratórias mais comuns na infância. O trato respiratório humano está aberto para o mundo exterior, para deixar o ar entrar e o dióxido de carbono sair, sendo, portanto, um ponto de acesso fácil para germes que podem causar doenças. Doenças que afetam o sistema respiratório – nariz, garganta e pulmões – são muito comuns, principalmente em crianças que ainda não desenvolveram imunidade a vírus e bactérias corriqueiros.

Por sua vez, no Capítulo 4, analisamos as disfunções da tireoide. Essa glândula produz hormônios que controlam o metabolismo, a frequência cardíaca, a temperatura corporal e outras funções do corpo humano. Quando não funciona adequadamente, as crianças correm o risco de atraso no desenvolvimento do cérebro, de problemas de crescimento, de problemas de peso e de puberdade precoce ou atrasada.

No Capítulo 5, discorremos sobre a puberdade precoce e a tardia, condições que podem influenciar a autoestima e a imagem corporal das crianças.

Por fim, no Capítulo 6, explicamos a síndrome dos ovários policísticos. Quase uma em cada dez adolescentes e mulheres jovens é afetada por essa síndrome, que é um desequilíbrio hormonal no qual os ovários produzem quantidades excessivas de hormônios masculinos, como a testosterona. O tratamento é importante, pois, em adolescentes, a síndrome pode vir acompanhada de diabetes tipo 2, pressão alta e/ou colesterol alto. Além disso, há risco de infertilidade e de hiperplasia endometrial (espessamento do revestimento do útero) quando forem mais velhas.

Com esta obra, esperamos despertar em você, leitor, a vontade de descobrir novas formas de explorar e valorizar os temas que são aqui nosso objeto de estudo. Boa leitura!

Como aproveitar ao máximo este livro

Empregamos nesta obra recursos que visam enriquecer seu aprendizado, facilitar a compreensão dos conteúdos e tornar a leitura mais dinâmica. Conheça a seguir cada uma dessas ferramentas e saiba como estão distribuídas no decorrer deste livro para bem aproveitá-las.

Introdução do capítulo

Logo na abertura do capítulo, informamos os temas de estudo e os objetivos de aprendizagem que serão nele abrangidos, fazendo considerações preliminares sobre as temáticas em foco.

Para saber mais

Sugerimos a leitura de diferentes conteúdos digitais e impressos para que você aprofunde sua aprendizagem e siga buscando conhecimento.

Curiosidade

Nestes boxes, apresentamos informações complementares e interessantes relacionadas aos assuntos expostos no capítulo.

Importante!

Algumas das informações centrais para a compreensão da obra aparecem nesta seção. Aproveite para refletir sobre os conteúdos apresentados.

Síntese

Ao final de cada capítulo, relacionamos as principais informações nele abordadas a fim de que você avalie as conclusões a que chegou, confirmando-as ou redefinindo-as.

Atividades de autoavaliação

Apresentamos estas questões objetivas para que você verifique o grau de assimilação dos conceitos examinados, motivando-se a progredir em seus estudos.

Atividades de aprendizagem

Aqui apresentamos questões que aproximam conhecimentos teóricos e práticos a fim de que você analise criticamente determinado assunto.

Bibliografia comentada

Nesta seção, comentamos algumas obras de referência para o estudo dos temas examinados ao longo do livro.

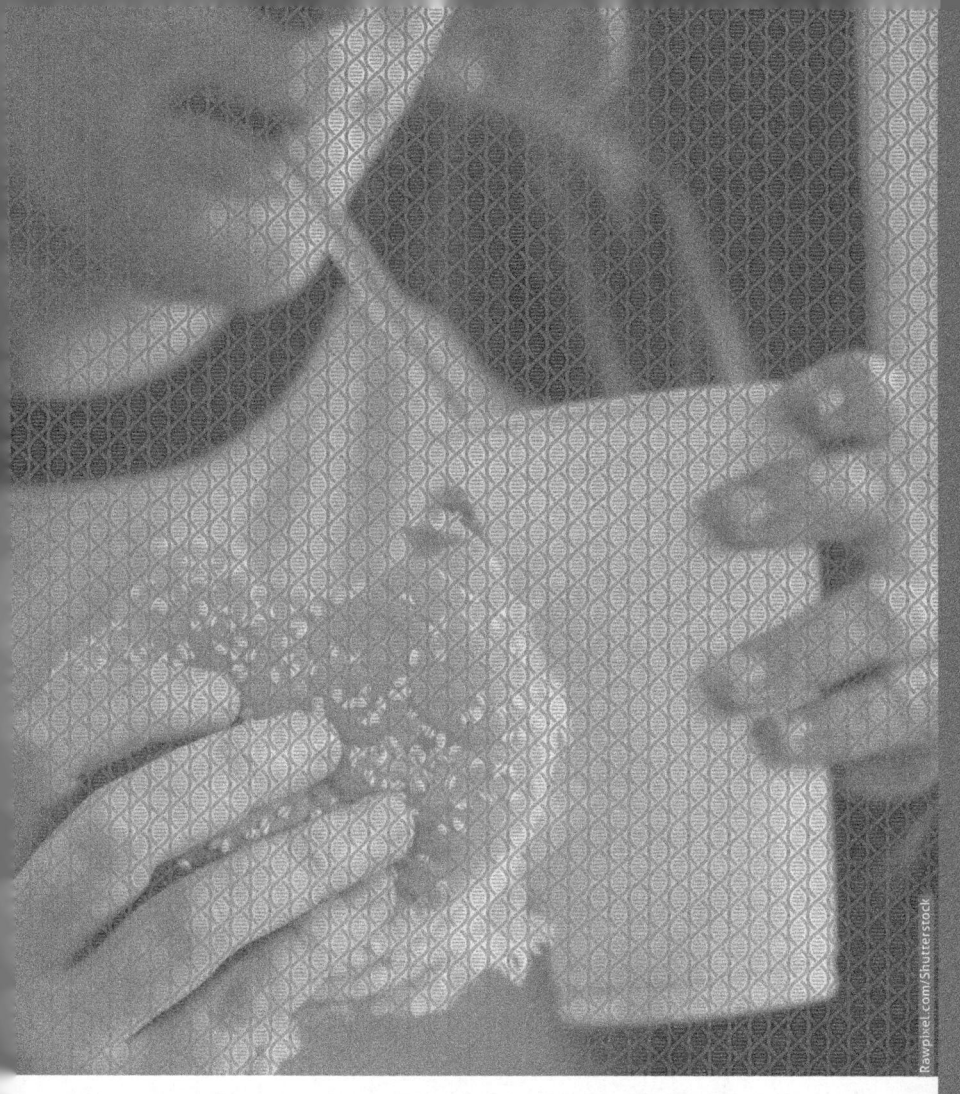

Capítulo 1

Obesidade infantil

A obesidade infantil é uma condição médica grave que afeta crianças e adolescentes. É particularmente preocupante, porque os quilos extras muitas vezes desencadeiam nas crianças problemas de saúde que antes eram de adultos, como diabetes, pressão alta e colesterol alto.

A epidemia de obesidade tem o potencial de anular muitos dos benefícios à saúde que contribuíram para o aumento da longevidade. Segundo a Organização Mundial da Saúde (OMS), estima-se que, até 2025, aproximadamente 167 milhões de pessoas – adultos e crianças – terão algum problema de saúde por estarem acima do peso ou obesas (WHO, 2016).

Dados de 2019 indicam que 6,4 milhões de crianças estejam acima do peso no Brasil e que 3,1 milhões já evoluíram para obesidade. A doença afeta 13,2% das crianças entre 5 e 9 anos de idade acompanhadas pelo Sistema Único de Saúde (SUS), do Ministério da Saúde, e pode trazer consequências preocupantes. Nessa faixa etária, 28% das crianças estão acima do peso, um importante alerta para o risco de obesidade ainda na infância ou na adolescência. Entre os menores de 5 anos, o índice de sobrepeso é de 14,8, e 7% deles já apresentam obesidade. Tais dados são baseados no Índice de Massa Corporal (IMC) de crianças atendidas na Atenção Primária à Saúde (SAPS) (Brasil, 2020).

Importante!

A prevalência de obesidade em crianças e adolescentes pode estar se estabilizando em alguns ambientes, mas, em números absolutos, mais crianças com sobrepeso e obesidade vivem em países de baixa e média renda do que em países de alta renda (Ng et al., 2014).

A desnutrição na primeira infância coloca as crianças em risco significativamente alto de desenvolver obesidade quando os padrões de alimentação e atividade física mudam. Muitos países agora enfrentam o fardo da desnutrição em todas as suas formas, com taxas crescentes de obesidade infantil, bem como altas taxas de desnutrição e atraso no crescimento. A obesidade infantil é, muitas vezes, pouco reconhecida como um problema de saúde pública nesses ambientes, nos quais, culturalmente, uma criança com excesso de peso é considerada saudável. Em países de alta renda, os riscos de obesidade infantil são maiores em grupos socioeconômicos mais baixos. Embora atualmente o inverso seja verdadeiro na maioria dos países de baixa e de média renda, está surgindo um padrão de mudança (WHO, 2016).

Nos países, certos subgrupos populacionais, como crianças migrantes e indígenas, correm um risco particularmente alto de se tornarem obesos, em razão da rápida aculturação e ao acesso precário às informações de saúde pública. À medida que os países passam por rápidas transições socioeconômicas e/ou nutricionais, esses subgrupos enfrentam um fardo duplo, em que coexistem nutrição inadequada e ganho de peso excessivo. A obesidade surge de uma combinação de exposição da criança a um ambiente insalubre (muitas vezes chamado de **ambiente obesogênico**) e de respostas comportamentais e biológicas inadequadas a esse ambiente. Essas respostas variam entre os indivíduos e são fortemente influenciadas por fatores de desenvolvimento ou de curso de vida. Muitas crianças de hoje estão crescendo em ambientes que incentivam o ganho de peso e a obesidade (Taveras et al., 2010).

Com a globalização e a urbanização, a exposição ao ambiente obesogênico está aumentando tanto em países de alta renda quanto naqueles de baixa e de média renda e em todos os grupos socioeconômicos. Mudanças na disponibilidade e no tipo de alimentos e um declínio na atividade física para transporte ou lazer resultaram em desequilíbrio energético. As crianças são expostas a alimentos ultraprocessados, ricos em energia e pobres em nutrientes, baratos e prontamente disponíveis. As oportunidades de atividade física, dentro e fora da escola, foram reduzidas, e mais tempo é gasto em atividades de lazer baseadas em telas e sedentárias (Thivel et al., 2016).

> **|||| *Importante!***
>
> Valores e normas culturais influenciam a percepção de peso corporal saudável ou desejável, especialmente para bebês, crianças pequenas e mulheres. Em alguns cenários, o sobrepeso e a obesidade estão se tornando normas sociais e, assim, contribuindo para a perpetuação do ambiente obesogênico.

1.1 Etiologia da obesidade infantil

Obesidade é definida como o excesso de gordura corporal em quantidade que determine prejuízos à saúde. No entanto, os métodos utilizados para medir diretamente a gordura corporal não estão disponíveis na prática diária. Por esse motivo, a obesidade geralmente é avaliada pela relação entre peso e altura (isto é, antropometria), que fornece uma estimativa de gordura corporal suficientemente precisa para fins clínicos.

O IMC é a medida padrão aceita de sobrepeso e obesidade para crianças de dois anos de idade ou mais. Esse índice fornece uma diretriz para o peso em relação à altura e é igual ao peso corporal (em quilogramas) dividido pela altura (em metros) ao quadrado (Deurenberg; Weststrate; Seidell, 1991).

Como as crianças crescem em altura e peso, as normas para o IMC em crianças variam conforme a idade e o sexo. Em 2000, o Centro Nacional de Estatísticas de Saúde (NCHS) e os Centros de Controle e Prevenção de Doenças (CDCs) publicaram padrões de referência de IMC para crianças entre 2 e 20 anos. À medida que as crianças se aproximam da idade adulta, os limiares para definir sobrepeso e obesidade (percentis 85 e 95 para IMC) são de aproximadamente 25 e 30 kg/m² respectivamente, que representam os mesmos limiares para definir sobrepeso e obesidade em adultos (Skelton; Klish, 2023).

A OMS usa as seguintes definições para categorizar o *status* de peso para pessoas entre 2 e 20 anos de idade:

Quadro 1.1 Definições da OMS para *status* de peso: pessoas entre 2 e 20 anos de idade

Categoria	Referência
Baixo peso	IMC abaixo do percentil 5 para idade e sexo.
Peso normal	IMC entre o percentil 5 e 85 para idade e sexo.
Excesso de peso	IMC entre percentil 85 e 95 para idade e sexo.
Obesidade	IMC maior ou igual ao percentil 95 para idade e sexo.
Obesidade grave	A obesidade grave (classe II ou superior) é definida como IMC maior ou igual a 120% dos valores do percentil 95 ou como IMC maior ou igual a 35 (o que for menor).

Fonte: Elaborado com base em WHO, 2016.

Figura 1.1 Curvas de IMC para crianças de 2 a 20 anos: o gráfico A equivale às medidas para meninos; e o gráfico B, às medidas para meninas

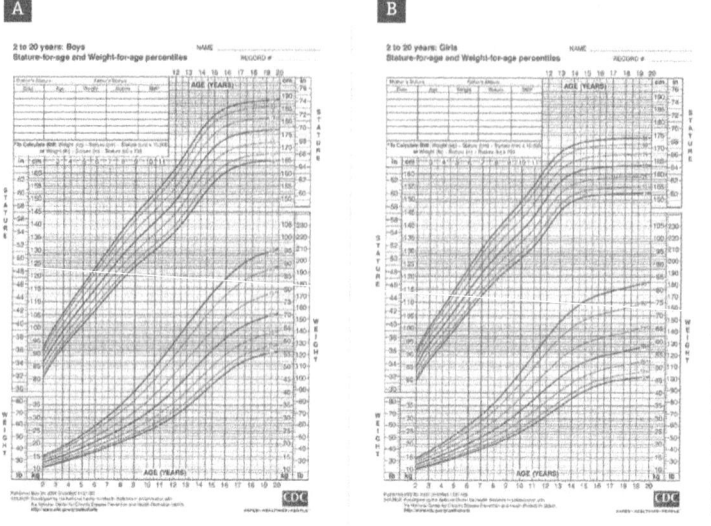

Fonte: WHO, 2023a.

A etiologia da obesidade é multifatorial. A obesidade se origina de uma interação complexa entre fatores ambientais, genéticos, físicos e culturais. Os fatores ambientais incluem os níveis de estresse e ansiedade nos ambientes familiar, escolar e comunitário.

Embora os determinantes genéticos desempenhem um papel significativo na variação da adiposidade, a ingestão de calorias em excesso em face do menor gasto energético leva ao desenvolvimento da obesidade. Houve uma mudança nas preferências alimentares na última década em decorrência do *marketing* e da fácil disponibilidade de alimentos altamente calóricos, como *fast food* e refrigerante. O consumo de alimentos energéticos com alto índice glicêmico e bebidas ricas em carboidratos, porções maiores e lanches entre as refeições têm sido correlacionados com o aumento drástico da obesidade em nações industrializadas (Sahoo et al., 2015).

A diminuição da atividade física e o aumento do tempo de tela (*smartphones*, computadores, televisores) agravaram ainda mais a situação. Essa teoria foi reforçada por estudos que mostraram um risco potencial de aumento da obesidade durante a pandemia de covid-19, pois as escolas ficaram fechadas e, portanto, o tempo de tela e as atividades sedentárias das crianças foram catapultadas (Tiwari; Balasundaram, 2023).

Os padrões de alimentação são culturalmente orientados, e as crianças tendem a copiar seus pais desde muito cedo. Estudos demonstram uma influência positiva da educação dos pais e da estrutura da refeição familiar nas escolhas alimentares nutritivas de seus filhos. Fazer as refeições em família, expor a criança a várias opções de alimentos e evitar assistir televisão durante a refeição criam um ambiente alimentar positivo e previnem a obesidade. A quantidade de tempo gasto pela criança na televisão tem sido associada ao aumento de peso, e jogar *videogame* tem sido relacionado à alimentação distraída e à obesidade (Falbe et al., 2013).

Outros fatores de risco cruciais foram identificados em estudos recentes como um esforço para prevenir em vez de tratar a obesidade. Os fatores perinatais que influenciam o risco de obesidade são: IMC da mãe na gravidez, peso ao nascer e nutrição da criança nos primeiros 1.000 dias de vida, amamentação (protetora) *versus* alimentação com fórmula, recuperação do crescimento e ganho de peso no primeiro ano. Produtos químicos ambientais, microbiota e experiências de vida adversas também foram considerados fatores de risco potenciais (Tiwari; Balasundaram, 2023).

A **obesidade poligênica**, que é somatório dos efeitos genéticos e ambientais, é muito mais comum do que a **obesidade monogênica**, que leva em conta apenas a predisposição genética. Com os avanços nos estudos genéticos e moleculares, as causas da obesidade monogênica estão sendo identificadas. A deficiência de MC4R (receptor de melanocortina 4) e POMC (pró-opiomelanocortina) aumenta o comportamento de busca de alimentos. A deficiência de leptina e do receptor de leptina tem sido associada à obesidade extrema de início precoce. Síndromes genéticas como a osteodistrofia hereditária de Prader Willi, Bardet-Beidl, Beckwith-Wiedmann e Albright têm sido associadas à obesidade (Vlaardingerbroek et al., 2021).

As causas secundárias da obesidade podem ser endócrinas, neurológicas, psicológicas e induzidas por drogas, que também são os diagnósticos diferenciais que devem ser considerados. Acredita-se que o mecanismo compreenda desequilíbrios hormonais que afetam a saciedade e o comportamento de busca de alimentos do indivíduo (Sahoo et al., 2015).

A obesidade é multifatorial, como visto, e pode ter diversos efeitos na saúde de crianças e adolescentes, tais como problemas cardíacos, diabetes tipo 2, problemas psicossociais, doenças malignas, problemas ortopédicos, entre outros.

Figura 1.2 Obesidade infantil: fatores de influência controláveis e efeitos na saúde

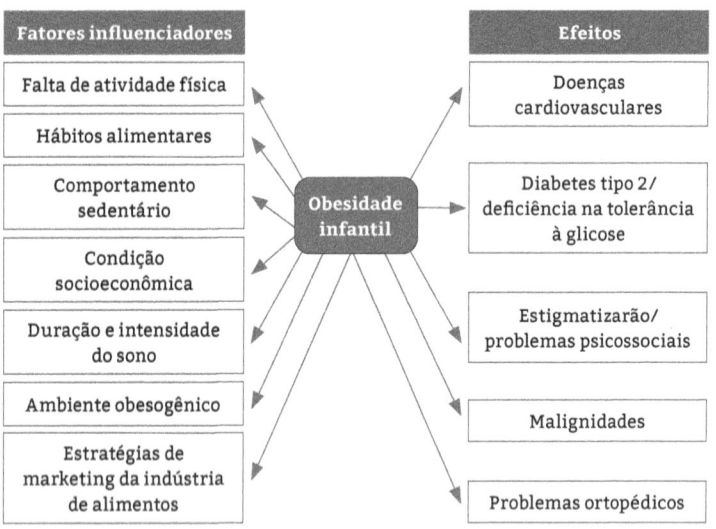

Fonte: Weihrauch-Blüher et al., 2018, p. 4.

As comorbidades relacionadas à obesidade começam já na infância: mais da metade das crianças e adolescentes obesos têm pelo menos um fator de risco cardiovascular bioquímico ou clínico e um quarto tem mais de dois. Muitos adolescentes obesos permanecem obesos na idade adulta, com aumento da morbidade e mortalidade em razão de distúrbios cardiovasculares, metabólicos ou oncológicos. No entanto, alguns jovens obesos nunca são acometidos por nenhuma comorbidade cardiometabólica. Portanto, o conceito de obesidade metabolicamente saudável (MHO) foi implementado. A prevalência de MHO em jovens obesos é estimada entre 4,2 e 25%. A ciência está longe de entender os mecanismos patogenéticos subjacentes e a fisiologia da MHO; porém, o alto peso ao nascer e o aumento do ganho de peso durante a infância têm sido cada vez mais discutidos como preditores da sensibilidade à insulina e até mesmo do metabolismo do tecido adiposo mais tarde na vida e, portanto, podem contribuir para o desenvolvimento de doenças metabólicas e cardiovasculares (Weihrauch-Blüher et al., 2018).

Mas é inegável que a obesidade pediátrica está associada a uma miríade de fatores de risco para doenças cardiovasculares, incluindo aumento da resistência à insulina, tolerância à glicose prejudicada, dislipidemia, função microvascular diminuída, inflamação sistêmica de baixo grau, aumento da espessura da parede das artérias e pressão arterial (PA) elevada. Além disso, a obesidade pediátrica está associada ao desenvolvimento de doença hepática gordurosa não alcoólica, câncer, doença pulmonar, asma, apneia do sono, problemas ortopédicos e depressão e tem sido identificada como um fator de risco independente para o desenvolvimento de diabetes tipo 2 resistente à insulina (DM2). A gravidade desses fatores de risco e das comorbidades aumenta significativamente com a gravidade da obesidade. O combate à obesidade no início da infância é fundamental, pois mesmo reduções leves na massa corporal antes do início da puberdade demonstraram diminuir o risco de doenças cardiovasculares e outros fatores de risco relacionados à obesidade, como hipertensão, dislipidemia, DM2 e doença cardíaca coronária mais tarde na vida adulta, se o peso corporal normal for mantido. Se a obesidade pediátrica não puder ser tratada adequadamente, crianças e adolescentes obesos terão um risco aumentado de morte prematura e um risco significativamente aumentado de mortalidade por doenças cardiovasculares e relacionadas a doenças cardiovasculares na idade adulta (Chooi; Ding; Magkos, 2019).

Em 2015, houve aproximadamente 4 milhões de mortes no mundo relacionadas à obesidade, e 70% delas foram atribuídas a doenças cardiovasculares. A obesidade pediátrica tem sido conhecida como um contribuinte significativo para a atual epidemia de obesidade e doenças cardiovasculares em adultos. Indivíduos obesos durante a infância são mais propensos a se tornarem obesos quando adultos, e há evidências convincentes sugerindo que fatores de risco de doenças cardiovasculares associados à obesidade, como dislipidemia, resistência à insulina e PA elevada, acompanham a pessoa desde a infância até a idade adulta. Crianças obesas acompanhadas desde a infância até a idade adulta eram mais propensas a sofrer de doenças cardiovasculares, doenças digestivas, doenças metabólicas e câncer quando adultas, comparadas a crianças de peso normal. Além disso, a obesidade na infância está fortemente associada a um risco 3,5 vezes maior de mortalidade por doenças cardiovasculares na idade adulta; estima-se que seja responsável por até 25% de todas as mortes relacionadas a doenças cardiovasculares em adultos. A manifestação dos fatores de risco de doenças cardiovasculares relacionados à obesidade pode aparecer já no terceiro ano de vida, e a duração da obesidade durante a infância e adolescência está associada ao aumento do risco de desenvolver comorbidades relacionadas à obesidade e a doenças cardiovasculares (Demir; Bektas, 2021).

De fato, a obesidade pediátrica é um preditor bem estabelecido de doenças cardiovasculares e mortalidade prematura na idade adulta, destacando-se a importância da intervenção precoce para prevenir o desenvolvimento da obesidade. Esses tipos de intervenções devem servir para direcionar melhorias em vários parâmetros metabólicos, hormonais e cardiovasculares, para proteger as populações jovens de futuras complicações de doenças cardiovasculares, bem como para incutir um estilo de vida saudável que pode ser mantido na vida adulta (Ng et al., 2014).

Dessa forma, observamos que a obesidade é uma das preocupações de saúde pública mais proeminentes dos tempos modernos, com o potencial de colocar um fardo substancial nos sistemas de saúde. A obesidade pediátrica é um fator de risco bem estabelecido para o desenvolvimento de síndromes metabólicas, DM2, doenças cardiovasculares, câncer e mortalidade precoce na idade adulta. Embora a causa exata da obesidade pediátrica seja multifacetada, é uma condição que pode ser melhorada com mudanças de estilo de vida efetivas e sustentáveis.

1.2 Características individuais e genéticas

Como afirmamos anteriormente, a obesidade infantil tornou-se uma epidemia global, ocorrendo em altas taxas tanto em países desenvolvidos quanto em países em desenvolvimento. Uma abordagem ecológica da saúde pública pressupõe que a boa saúde do indivíduo requer um ambiente favorável, ou seja, que forneça as condições para criar e manter uma boa saúde e que permita comunidades e indivíduos fazerem escolhas saudáveis. Esse modelo cunhou o termo **ambientes obesogênicos** e propõe que o ambiente e a biologia individual influenciam o comportamento e, portanto, a ingestão e o gasto de energia.

A maioria dos estudos sobre obesidade foi realizada em populações adultas; apenas alguns deles incluíram crianças. Na Romênia, um estudo recente descobriu que uma em cada quatro crianças está com sobrepeso ou obesidade e identificou o sexo masculino, a idade pré-puberal e o ambiente urbano como fatores de risco para incidência de excesso de peso (Chirita-Emandi et al., 2016).

Esse grande problema de saúde pública é resultado da interação entre fatores ambientais e suscetibilidade genética individual. A herança genética desempenha um papel fundamental no desenvolvimento da obesidade infantil, com uma taxa de determinismo de até 70%, e foi comprovadamente maior em crianças do que em adultos. O ambiente obesogênico é apenas um gatilho, e não a principal causa para o ganho de peso excessivo; é obrigatória uma suscetibilidade genética ao ganho de gordura para que um indivíduo se torne obeso. Portanto, fatores ambientais apenas favorecem a expressão fenotípica em indivíduos programados para se tornarem obesos (Elks et al., 2012).

O impacto do ambiente obesogênico difere-se durante os vários estágios de desenvolvimento. Por exemplo, uma revisão sistemática sobre gêmeos e filhos adotivos comprovou que os fatores ambientais influenciam moderadamente a variação do IMC até a idade de 13 anos, com seu efeito desaparecendo após essa idade. A curva do IMC em crianças é, portanto, geneticamente programada, mas ao mesmo tempo as circunstâncias ambientais são capazes de modificar essa curva. Outro fato bem documentado é que eventos ambientais fetais e pós-natais precoces, como estado nutricional materno durante a gravidez, tabagismo materno, diabetes gestacional, aumento do peso ao nascer, ganho de peso rápido ou práticas alimentares, também podem influenciar o desenvolvimento da obesidade mais tarde na vida. Além disso, a expressão de riscos genéticos predomina durante a primeira infância, levando a um rebote de adiposidade mais precoce e maior IMC em crianças que carregam uma suscetibilidade genética (Mărginean; Mărginean; Meliţ, 2018).

Contudo, é evidente que os fatores ambientais obesogênicos, por si só, não são responsáveis pelo desenvolvimento da obesidade; devem estar associados a variantes de diferentes alelos de risco para determinar obesidade poligênica ou comum. Muitos estudos se concentraram em avaliar o papel de diferentes genes na constatação da obesidade e descobriram que certas variantes estão associadas à regulação do peso e ao acúmulo de tecido adiposo. Estudos recentes de associação do genoma identificaram mais de 50 alterações genéticas que podem estar associadas à obesidade, resultando em formas poligênicas de obesidade. As **variantes poligênicas** são definidas como qualquer um de um grupo de alelos em diferentes *loci* gênicos que expressam um efeito combinado no controle da herança de um fenótipo quantitativo ou que podem modificar a expressão de um caráter qualitativo. Portanto, certas características podem ser o resultado da presença simultânea de alterações de DNA em vários genes (Chooi; Ding; Magkos, 2019).

1.2.1 Gene, massa gorda e obesidade (FTO)

O gene FTO está localizado no cromossomo 16. É expresso no hipotálamo, no nível do núcleo arqueado, responsável pelo comportamento do apetite e pelo metabolismo de ácidos graxos, entre outros. Um estudo transversal recente foi realizado com 406 crianças e adolescentes brasileiros de 7 a 17 anos de idade, entre os quais 34,5% estavam com sobrepeso ou obesidade. O estudo comprovou uma associação positiva entre o genótipo AA do polimorfismo do gene rs9939609 FTO e o risco de sobrepeso/obesidade (Reuter et al., 2016).

Da mesma forma, outros estudos apontaram que o alelo A está relacionado ao aumento da massa gorda e do índice de massa corporal (IMC) em crianças escocesas de 4 a 10 anos (Cecil et al., 2008). Um estudo realizado com 289 indivíduos de 6 a 19 anos comprovou que os portadores do genótipo AT ou AA expressavam com maior frequência uma tendência à ingestão de alimentos com maior teor de gordura e à perda do controle da ingestão alimentar (Tanofsky-Kraff et al., 2009). Outro estudo, chinês, realizado em crianças e adolescentes constatou que os portadores do genótipo AA manifestaram preferência por uma dieta à base de carne em comparação com os portadores do genótipo TT, que preferiam uma dieta baseada em vegetais (Yang et al., 2014).

Contudo, esse assunto não é consenso entre os pesquisadores, pois resultados contraditórios foram relatados. Uma dessas pesquisas, feita com 195 indivíduos obesos e com sobrepeso, com idade média de 11 anos, não encontrou associação entre polimorfismos do gene FTO e risco de sobrepeso ou obesidade. Outro estudo, que incluiu 478 crianças afro-americanas, também falhou em identificar qualquer associação entre diferentes variantes do gene FTO e IMC (Pereira et al., 2016; Grant et al., 2008).

No entanto, a suscetibilidade genética para obesidade pode ser influenciada por intervenções dietéticas em combinação com exercícios, como mostrou um estudo realizado em crianças obesas portadoras do genótipo de risco FTO rs9939609. O polimorfismo do gene rs9939609 FTO foi associado a certas complicações da obesidade, como PA, porcentagem de gordura corporal e massa gorda, níveis de insulina no plasma e resistência à insulina. Em contrapartida, os parâmetros antropométricos neonatais podem influenciar o estado nutricional mais adiante na vida (Zou et al., 2015).

1.2.2 Leptina e obesidade

A leptina é um hormônio sintetizado e secretado no fluxo sanguíneo pelos adipócitos brancos e desempenha um papel fundamental na regulação do controle da ingestão alimentar e do balanço energético. Foi comprovado que, em indivíduos obesos, existe um mecanismo endógeno de resistência à leptina que limita esses efeitos regulatórios, explicando a correlação entre os níveis séricos de leptina e a massa de gordura corporal (Könner; Klöckener; Brüning, 2009). Esse mecanismo de resistência à leptina foi relacionado à presença do alelo A variante do gene FTO, o que explica parcialmente as associações dos polimorfismos do gene FTO com o aumento do consumo alimentar ou um fenótipo hiperfágico (Labayen et al., 2011).

Durante a gravidez, a leptina é sintetizada não apenas pelos tecidos adiposos da mãe e do feto, mas também pela placenta. Foi comprovado que os níveis de leptina no cordão umbilical estão positivamente correlacionados com o peso ao nascer (Souren et al., 2008).

A leptina exerce seu papel no corpo humano por meio do receptor de leptina, portanto o gene do receptor de leptina é considerado uma via biológica relacionada ao desenvolvimento da obesidade. Um estudo recente concentrou-se no efeito positivo do polimorfismo rs1137101 do receptor do gene da leptina neonatal e materna no peso ao nascer e no IMC (Mărginean et al., 2016).

O déficit congênito de leptina resulta em obesidade mórbida, hiperfagia grave, hiperinsulinemia ou diabetes tipo 2, hipogonadismo hipogonadotrófico, hipofunção de células T e disfunções endócrinas ou metabólicas. Está bem documentado que os níveis séricos de leptina dependem da idade e do sexo e estão correlacionados com a massa de gordura corporal. Já se sabe que, desde o nascimento, o peso está positivamente correlacionado com a massa gorda materna, água corporal total, taxa de metabolismo corporal e idade metabólica e que está negativamente correlacionado com o tabagismo materno. Os polimorfismos do receptor do gene da leptina desempenham um papel bem estabelecido na obesidade infantil (Mărginean; Mărginean; Meliţ, 2018).

1.2.3 Fator de necrose tumoral alfa (TNF-α) e obesidade

O TNF-α é uma citocina pró-inflamatória expressa como uma proteína transmembrana da superfície celular envolvida na patogênese de múltiplos distúrbios inflamatórios localizados no cromossomo 6. É comprovado que tem um papel catabólico na infecção e no câncer, mas também pode ser um mediador da caquexia com hiperlipidemia associada. Portanto, o TNF-α está envolvido no metabolismo lipídico, levando à hipertrigliceridemia como resultado da diminuição da atividade da lipoproteína lipase e do aumento da síntese hepática de ácidos graxos (Mărginean; Mărginean; Meliţ, 2018).

Sabe-se que, em indivíduos com obesidade, a expressão de TNF-α é alta e correlacionada com hiperinsulinemia. Além disso, descobriu-se que o TNF-α regula a expressão e a secreção de leptina. Assim, o polimorfismo G-308A desse gene está associado à hipertensão, aos níveis de leptina e à hipercolesterolemia, resultando no desenvolvimento da síndrome metabólica (Gupta et al., 2012).

Em contraste, estudos em populações caucasianas e chinesas encontraram correlações entre o alelo TNF-α 308 G>A e o risco de obesidade. No entanto, um estudo realizado em indivíduos iranianos não conseguiu provar qualquer correlação entre o polimorfismo do gene TNF-α 308 G>A e obesidade. Da mesma forma, um estudo realizado em crianças romenas mostrou que o genótipo variante do polimorfismo do gene TNF-α 308 G>A foi encontrado com mais frequência em crianças com peso normal. Com base em todos os estudos mencionados anteriormente, o papel do polimorfismo do gene TNF-α 308 G>A não está claro, mas a obesidade pode, de fato, ser considerada um estado inflamatório (Mărginean; Mărginean; Meliţ, 2018).

1.2.4 Receptor de melanocortina 4 (MC4R) e obesidade

O gene MC4R está localizado no cromossomo 18q21.32 e, semelhante ao gene FTO, desempenha um papel regulador no controle da ingestão alimentar e no balanço energético. O polimorfismo comum do gene rs17782313 MC4R foi associado à obesidade em adultos e crianças europeus, mostrando um efeito sinérgico com o gene FTO no fenótipo obeso. Raramente, mutações no gene MC4R, que levam à perda de função, podem levar a formas monogênicas de obesidade, porém a obesidade ligada a MC4R é mais bem definida como uma forma particular, que se situa entre formas raras de obesidade monogênica recessiva e poligênicas comuns (Tounian, 2011).

Um estudo recente sublinhou um forte efeito do MC4R rs17782313 no tamanho corporal e na distribuição de gordura, provando que o genótipo C/C está associado a um IMC mais elevado (Bordoni et al., 2017). Outro estudo que avaliou o mesmo polimorfismo do gene MC4R destacou uma associação significativa com a obesidade em crianças mexicanas. Além disso, os autores identificaram que os genótipos de risco MC4R e FTO aumentam o risco metabólico em crianças com obesidade (García-Solís et al., 2016).

Outro estudo, com recém-nascidos na Grécia, avaliou as variantes de risco FTO e MC4R e concluiu que aproximadamente 80% da população grega é geneticamente predisposta ao desenvolvimento de obesidade mais adiante na vida (Molou et al., 2015).

Para finalizar, um estudo recente realizado em crianças com obesidade mostrou que meninas obesas que carregam o alelo C desse genótipo expressam menor responsividade à saciedade e maiores escores de alimentação descontrolada em comparação com não portadores; já em meninos obesos, os portadores do mesmo alelo apresentam um menor valor de recompensa dos alimentos em comparação com aqueles que não carregam o alelo C. Outros estudos com adultos e crianças mostraram que a expressão dos genes MC4R e FTO pode ser modulada pelo estilo de vida e pela atividade física (Mărginean; Mărginean; Meliț, 2018).

1.2.5 Outros genes e obesidade

O receptor gama ativado por proliferador de peroxissomo (PPARG), localizado no cromossomo 3p25.2, desempenha papel na regulação da diferenciação de adipócitos e influencia o IMC e o metabolismo da glicose. O polimorfismo desse gene tem sido associado a risco de obesidade, resistência à insulina, diabetes tipo 2 e eventos cardiovasculares. Um estudo recente confirmou a associação entre PPARG e obesidade em adultos jovens. Outro estudo, com mães e seus recém-nascidos, enfatizou que homozigotos CC portadores do genótipo PPARG apresentaram maior risco de obesidade do que recém-nascidos heterozigotos. Além disso, os mesmos autores mostraram que mães portadoras do genótipo homozigoto CC do mesmo gene deram à luz recém-nascidos com risco aumentado para obesidade (Mărginean; Mărginean; Meliț, 2018).

A interleucina 6 (IL-6) é uma citocina pró-inflamatória que modula a função do tecido adiposo, regulando o balanço energético, apresentando níveis elevados tanto na obesidade quanto nas doenças cardiovasculares. Alguns estudos genéticos provaram que diferentes polimorfismos do gene IL-6 desempenham papel fundamental na regulação transcricional e influenciam os níveis de citocinas plasmáticas, corroborando o fato de que esse gene interage com a modulação metabólica, provocando diferentes condições metabólicas, como a obesidade (Goyenechea; Parra; Martínez, 2007).

Assim, é possível concluir que, embora estudos genéticos recentes tenham identificado mais de 50 alterações genéticas ligadas à obesidade, intervenções dietéticas e mudanças adequadas no estilo de vida podem prevenir o desenvolvimento da obesidade em pessoas geneticamente predispostas.

1.3 Ambiente social, físico e escolar

Os caminhos para a obesidade infantil são complexos, pois os determinantes incluem fatores de nível individual, como riscos biológicos, sociais e comportamentais, atuando sob a influência do ambiente familiar da criança, que, por sua vez, está inserida no contexto do ambiente comunitário. Essas influências atuam em toda a infância, com sugestões de primeiros períodos críticos de mudança e adaptação biológica e comportamental. Estudos indicam diferenças de sexo e gênero nas respostas de meninos e meninas aos ambientes. A evidência de que os determinantes da obesidade infantil atuam em muitos níveis e em diferentes estágios da infância é de relevância política para aqueles que planejam programas de promoção da saúde precoce e prevenção primária, já que remete à necessidade de abordar o indivíduo, a família, o ambiente físico e social, o meio ambiente e a política social (Hinojosa et al., 2018).

Uma revisão da literatura investigou as causas da má alimentação e ofereceu vários *insights* sobre como os fatores parentais podem afetar a obesidade em crianças. Os autores observaram que as crianças aprendem modelando as preferências de pais e colegas quanto à ingestão e à vontade de experimentar novos alimentos. A disponibilidade e a exposição repetida a alimentos saudáveis é a chave para o desenvolvimento de preferências e pode superar a aversão a alimentos. A estrutura das refeições é importante, com evidências sugerindo que as famílias que comem juntas consomem mais alimentos saudáveis. Além disso, comer fora ou assistir TV enquanto se come está associado a uma maior ingestão de gordura. O estilo de alimentação dos pais também é significativo. Os autores descobriram que a alimentação autoritária (determinar quais alimentos são oferecidos, permitir que a criança escolha e fornecer justificativa para opções saudáveis) está associada a cognições positivas sobre alimentos saudáveis e ingestão mais saudável (Patrick; Nicklas, 2005).

As políticas governamentais e sociais também podem promover um comportamento saudável. Pesquisas indicam que o sabor, seguido da fome e do preço, é o fator mais importante nas escolhas de lanches dos adolescentes. Outros estudos demonstram que os adolescentes associam *junk food* com prazer, independência e conveniência; já gostar de comida saudável é considerado estranho, o que sugere que se deve investir na mudança dos significados da comida e das percepções sociais do comportamento alimentar. Alguns países investiram em políticas públicas, tais como taxar opções que não são saudáveis, as *junk foods*, dando incentivos para a distribuição de alimentos saudáveis e baratos. Ademais, investir em instalações recreativas convenientes ou na qualidade estética dos bairros pode melhorar a alimentação saudável e o nível de atividade física praticado (Sahoo et al., 2015).

1.3.1 Fatores ambientais

Quase toda obesidade infantil é fortemente influenciada por fatores ambientais, seja um estilo de vida sedentário ou uma ingestão calórica maior do que as necessidades. As contribuições de influências ambientais específicas são objeto de considerável discussão e pesquisa. Os fatores ambientais explicam apenas parte do risco de obesidade, mas são alvos importantes para o tratamento porque são potencialmente modificáveis.

Tendências crescentes no índice glicêmico de alimentos, bebidas com açúcar, tamanhos de porções para alimentos preparados e serviço de *fast food*; diminuição da presença da família nas refeições; diminuição da atividade física estruturada; aumento do uso de atividades lúdicas orientadas por computador, meio eletrônico e/ou digital; conteúdo nutricional da merenda escolar; elementos do ambiente construído (por exemplo, disponibilidade de calçadas e *playgrounds*) foram todos considerados como influências causais no aumento da obesidade (Anderson; Whitaker, 2010).

Em particular, vários estudos bem desenhados mostraram associações da obesidade com a ingestão de bebidas com açúcar, baixa atividade física e/ou anormalidades metabólicas. Associações causais parecem prováveis, mas são difíceis de se estabelecer com acerto. As evidências que apoiam cada um desses fatores estão resumidas no quadro a seguir.

Quadro 1.2 Fatores ambientais relevantes para desenvolvimento da obesidade

Fator	Evidência
Bebidas açucaradas	Evidências acumuladas sugerem que o consumo de bebidas açucaradas (incluindo suco de frutas) é um importante contribuinte para o desenvolvimento da obesidade em alguns indivíduos. Estudos conduzidos com crianças nos Estados Unidos relatam que as bebidas açucaradas forneceram uma média de 270 kcal/dia, representando de 10 a 15% da ingestão calórica total.
	Um estudo também randomizado mostrou que a redução do consumo de bebidas açucaradas entre adolescentes com sobrepeso e obesidade foi associada a uma modesta diminuição no índice de massa corporal (IMC). Em um estudo randomizado separado em crianças de 5 a 12 anos (principalmente com peso normal), o consumo de uma porção diária de uma bebida adoçada artificialmente foi associado a menos ganho de peso e acúmulo de gordura em comparação com o consumo de uma bebida adoçada com açúcar.
	Em cada um desses estudos, os tamanhos de efeito observados foram pequenos. No entanto, esses achados apoiam o conceito de que abordagens focadas na população para reduzir a ingestão de bebidas açucaradas, como mudanças na escola ou nas políticas públicas, a exemplo da tributação, podem ser benéficas (Bleich; Vercammen, 2018).

(continua)

(Quadro 1.2 – continuação)

Fator	Evidência
Televisão	Assistir à televisão foi talvez a influência ambiental mais bem estabelecida no desenvolvimento da obesidade durante a infância. Uma revisão sistemática sobre o assunto encontrou 75% dos estudos mostrando evidências de associações entre assistir televisão no momento da alimentação e excesso de peso, tanto para meninas quanto para meninos. É provável que o sobrepeso e a obesidade estejam associados à televisão em razão da diminuição da atividade física e do gasto energético. É importante ressaltar, no entanto, que em crianças de 5 a 6 anos de idade, bem como em adolescentes, foi demonstrado que, independentemente do tempo de tela ou da atividade física, comer assistindo à televisão foi um fator de risco para sobrepeso ou obesidade. Há várias explicações possíveis para esses achados. Em primeiro lugar, assistir à TV aumenta a exposição à publicidade de alimentos com alto teor calórico e lanches não saudáveis, como o *fast food*. Portanto, as escolhas alimentares de uma criança podem ser influenciadas negativamente pela publicidade e, assim, aumentar o risco de sobrepeso ou obesidade por meio do aumento da ingestão calórica. Em segundo lugar, comer enquanto assiste televisão pode estar relacionado a hábitos alimentares irracionais, que diminuem a atenção na ingestão de alimentos e atrasam os sinais internos de saciedade. Em conclusão, o estudo indicou que comer e assistir à televisão está associado ao excesso de peso para meninos e meninas com idade inferior a 18 anos. Mais especificamente, assistir à televisão durante o jantar está associado ao excesso de peso (Ghobadi et al., 2018).

(Quadro 1.2 – conclusão)

Fator	Evidência
Videogame	No geral, há evidências inconclusivas de que os *videogames* estão associados à obesidade e, em virtude da falta de estudos longitudinais, praticamente não há evidências para avaliar se o *videogame* contribui diretamente para a obesidade ou ganho de peso em crianças. Por outro lado, existem algumas evidências (limitadas) de que jogos de *videogame* que envolvem atividade física podem ser integrados a programas comportamentais para ajudar crianças a perder peso e atenuar o ganho de peso.
	Pesquisas futuras devem investigar a coocorrência de jogos de *videogame* com comportamentos obesogênicos e acompanhar o constante crescimento e evolução da indústria de *videogames* para entender o impacto desse passatempo popular na saúde das crianças (Kracht; Joseph; Staiano, 2020).
Sono	Existem evidências crescentes de que o declínio na duração do sono das crianças está inversamente associado ao sobrepeso e à obesidade. Estudos mostraram que, quando as crianças dormiam por períodos mais curtos ou insuficientes, elas aumentaram significativamente as chances de serem afetadas por sobrepeso/obesidade em comparação com aquelas que dormiram por períodos suficientes.
	Um estudo de revisão examinou o sono em quatro dimensões (duração, tempo, eficiência e qualidade). No geral, houve fortes evidências de apoio a uma associação inversa entre a duração do sono das crianças em idade escolar primária e a obesidade ou sobrepeso. Também existem evidências da associação entre o tempo de sono das crianças e seu peso, com uma associação entre horário de dormir/início do sono tardio e sobrepeso/obesidade e entre baixa qualidade do sono e sobrepeso/obesidade entre crianças (Morrissey et al., 2020).

> **||| Para saber mais**
>
> Assista o documentário *Muito além do peso*, que retrata a realidade da obesidade infantil no Brasil. O filme mostra desde a origem da epidemia de obesidade surgida nos Estados Unidos após a Segunda Guerra Mundial até a situação nos dias atuais. Traz amplo debate sobre a qualidade da alimentação das crianças e os efeitos da publicidade feita pela indústria de alimentos. Entrevista pais, representantes de escolas, membros dos governos e responsáveis pela propaganda de alimentos:
>
> MUITO além do peso. Direção: Estela Renner. Brasil: Maria Farinha Filmes, 2012. 84 min. Disponível em: <https://muitoalemdopeso.com.br/>. Acesso em: 20 nov. 2023.

1.3.2 Ambiente escolar

As escolas têm sido apontadas como importantes veículos de promoção da saúde, pois desempenham importante papel na vida da maioria das crianças. O fornecimento de refeições, a disponibilidade de instalações para atividades físicas e o *design* do ambiente de aprendizagem são oportunidades inigualáveis da escola para promover um bom controle de peso.

A disponibilidade de *junk food* é uma questão proeminente em escolas de ensino fundamental em vários países. *Junk food* corresponde aos alimentos processados com valor nutricional insignificante, geralmente ricos em sal, açúcar e gordura. O acesso de crianças pequenas a *junk food* na escola é uma preocupação importante por conta da forte correlação entre sobrepeso infantil e obesidade na adolescência e na idade. Pesquisas mostram que a ingestão de *junk food* aumentou o IMC e a obesidade em alunos do 5º ano. Muitas escolas subsidiam alguns investimentos com a receita da venda de *junk food* em detrimento da qualidade da dieta dos alunos (Datar; Nicosia, 2012).

Os programas de prevenção da obesidade infantil nas escolas têm abordagens bem-sucedidas decorrentes do contato regular entre crianças e professores. Medidas de prevenção orientadas para o comportamento, como educação nutricional e incentivo à atividade física no âmbito das aulas regulares, podem ser facilmente combinadas com medidas de prevenção orientadas para o meio ambiente, como fornecer instalações de apoio no ambiente escolar (parquinhos, bebedouros, merenda escolar saudável e lanches saudáveis para intervalos) (Hoelscher et al., 2013).

Embora intervenções nutricionais exclusivas ou programas voltados especialmente à atividade física mostrem apenas efeitos menores em um ambiente escolar nos resultados de longo prazo, a combinação de ambos tem um efeito claro no *status* do peso. Os programas escolares oferecidos por mais de um ano têm o efeito mais benéfico sobre o *status* do peso e o comportamento relevante para a obesidade. Entre os preditores mais importantes para o sucesso da terapia, estão o forte envolvimento dos pais e, novamente, a combinação da educação nutricional com o aumento da atividade física (Weihrauch-Blüher et al., 2018).

Uma recente revisão em guarda-chuva da Academia de Nutrição e Diabetes dos Estados Unidos descreveu as evidências atuais sobre intervenções multicomponentes para tratar o sobrepeso e a obesidade pediátrica e discute suas implicações tanto para o paciente quanto para os profissionais envolvidos no tratamento. Esse estudo concluiu que, na população pediátrica, ensinar comportamentos para promover um estilo de vida saudável pode ajudar a melhorar o estado de saúde atual do indivíduo e facilitar o desenvolvimento de habilidades para aprimorar e manter a saúde no futuro, e que intervenções estruturadas de tratamento da obesidade pediátrica com um componente dietético estão associadas à redução da prevalência de transtorno alimentar, à redução do risco de transtorno alimentar e à melhora dos sintomas (Kirk et al., 2022).

Para saber mais

Este artigo trata das estratégias e ações das políticas públicas para combater a obesidade infantil nos âmbitos nacional e internacional.

SILVA E SILVA, E. J. da; ZANELLA, P. B., Políticas públicas de combate à obesidade infantil: uma visão do Brasil e do mundo. **Brazilian Journal of Health Review**, v. 5, n. 1, p. 2416-2425, 2022. Disponível em: <https://ojs.brazilianjournals.com.br/ojs/index.php/BJHR/article/view/43745/pdf>. Acesso em: 20 nov. 2023.

1.4 Obesidade infantil e doenças associadas

A obesidade em crianças e adolescentes acompanha os indivíduos até a idade adulta e tem sido indicador de muitas doenças crônicas. Além disso, está ligada à mortalidade na idade adulta e à morte prematura e pode afetar profundamente a saúde física, o bem-estar social e emocional e a autoestima. Também está associada ao baixo desempenho acadêmico e a uma menor qualidade de vida (Ludwig, 2018).

A obesidade infantil tem sido associada a inúmeras condições médicas. Essas condições incluem, mas não estão limitadas a: apneia do sono, diabetes tipo 2, asma, esteatose hepática (doença hepática gordurosa), doença cardiovascular, colesterol alto, colelitíase (cálculos biliares), intolerância à glicose e resistência à insulina, doenças da pele, anormalidades menstruais, equilíbrio diminuído e problemas ortopédicos. Até recentemente, muitas das condições de saúde anteriores só foram encontradas em adultos; agora são extremamente prevalentes em crianças obesas. Embora a maioria das condições de saúde física associadas à obesidade infantil seja evitável e possa desaparecer quando uma criança ou adolescente atinge um peso saudável, algumas continuam a ter consequências negativas durante a vida adulta. Nos piores casos, certas condições de saúde podem até resultar em morte (Sahoo et al., 2015).

1.4.1 Doença hepática gordurosa não alcoólica

Com o aumento das taxas de obesidade infantil, a doença hepática gordurosa não alcoólica (DHGNA) tornou-se a doença hepática mais comum entre crianças em todo o mundo. A prevalência em crianças obesas e com sobrepeso foi significativamente maior, variando de 50 a 80%. A DHGNA pode progredir de esteatose simples para esteatose hepática não alcoólica, levando posteriormente à fibrose e/ou cirrose. Entre os jovens obesos com DHGNA, 10% têm esteatose hepática não alcoólica, caracterizada por inflamação e expansão de hepatócitos no fígado. Embora a esteatose hepática simples geralmente tenha um prognóstico bom, a esteatose hepática não alcoólica pode evoluir para doença hepática terminal, e as crianças podem evoluir para um estágio grave mais rapidamente do que os adultos (Molleston et al., 2002).

Além das lesões intra-hepáticas, a DHGNA tem sérias consequências para a saúde, tais como distúrbios metabólicos, doenças cardiovasculares e resistência à insulina. Entre os pacientes com esteatose hepática não alcoólica, metade das mortes decorre de doença cardiovascular e malignidade (Peng et al., 2021).

O IMC e a circunferência da cintura (CC) são as medidas antropométricas mais utilizadas para predizer distúrbios metabólicos relacionados à obesidade infantil. Como a distribuição de gordura corporal desempenha um papel importante nas comorbidades relacionadas à obesidade, a CC é um parâmetro comumente utilizado. Em meninos e meninas europeus, estudos estabeleceram que a CC tem uma melhor predição para hipertensão arterial e dislipidemias do que o IMC (Mann et al., 2018).

1.4.2 Hipertensão arterial

Entre os distúrbios causados pela obesidade na população pediátrica, a hipertensão é de longe o principal fator de risco associado. A hipertensão é reconhecida mundialmente há mais de 50 anos como um importante fator de risco para doenças cardiovasculares na população adulta, e sua prevalência estimada é de cerca de meio bilhão de hipertensos em 2025. A literatura mostra que, em crianças, a hipertensão não é tão rara quanto se acredita. No continente americano, segundo as últimas estimativas, 74 milhões de crianças menores de 18 anos são hipertensas; na Itália, 4% dos escolares têm PA elevada. De 1 a 3% das crianças hipertensas apresentam peso normal, e aproximadamente 37% têm sobrepeso. Uma criança obesa tem três vezes mais risco de desenvolver hipertensão do que uma criança com peso normal (Herouvi et al., 2013).

Isso levou a uma abordagem sistemática do problema em crianças e adolescentes, com a publicação de recomendações norte-americanas e europeias sobre o assunto. O primeiro grande estudo sobre hipertensão pediátrica afirmou que "a detecção e o manejo da hipertensão em crianças e precursores da hipertensão em adultos são a próxima grande fronteira da saúde pública" (Orlando et al., 2018, p. 2, tradução nossa).

Infelizmente, até o momento o diagnóstico de hipertensão arterial infantil ainda é ausente na maioria dos casos, e o conhecimento da patologia entre os médicos é insuficiente. Os obstáculos para o reconhecimento ideal da hipertensão infantil incluem não apenas o conhecimento limitado, mas também a dificuldade de realizar múltiplas medidas no decorrer dos anos, que são essenciais para o diagnóstico adequado (Rao, 2016).

Os avanços nas técnicas diagnósticas para revelar lesões orgânicas precoces na fase subclínica da hipertensão tornaram possível compreender que, mesmo em idade pediátrica, a PA elevada pode estar associada a alterações de alguns órgãos-alvo, como hipertrofia ventricular esquerda e aumento da íntima carotídea (Orlando et al., 2018).

1.4.3 Resistência à insulina e diabetes tipo 2

A obesidade infantil está fortemente correlacionada com resistência à insulina e diabetes tipo 2. Além disso, a obesidade grave ocorre na maioria dos jovens diabéticos, e o surgimento de pré-diabetes e diabetes tipo 2 em crianças está intimamente relacionado com a epidemia de obesidade infantil. A intolerância progressiva à glicose no diabetes tipo 2 é precipitada pelo rápido ganho de peso, pelo declínio fisiológico na sensibilidade à insulina da puberdade e por um declínio relativo na secreção de insulina, incapaz de compensar o aumento da demanda. A epidemia de obesidade infantil está associada a um aumento de três vezes nas taxas de prevalência de diabetes tipo 2 em jovens nas últimas três décadas. Jovens na faixa socioeconômica mais baixa e de minorias étnicas (afro-americanos, hispânicos, asiáticos e jovens nativos americanos) têm as maiores taxas de prevalência (Chung; Onuzuruike; Magge, 2018).

A obesidade associada ao acúmulo de altos níveis circulantes de ácidos graxos livres e fatores pró-inflamatórios causa resistência periférica e hepática à insulina. O aumento da deposição de gordura ectópica (compartimentos hepático e visceral) é forte preditor de intolerância à glicose e diabetes tipo 2. Os depósitos adiposos viscerais e intraperitoneais podem aumentar a resistência hepática à insulina por meio da liberação de mediadores inflamatórios localizados ou como substrato direto para a liberação de ácidos graxos livres. Ainda, o aumento da gordura subcutânea abdominal também pode contribuir: foi considerado um preditor mais forte de sensibilidade à insulina e de dislipidemia em crianças em comparação com adultos (Nadeau et al., 2016).

Assim como em adultos, a patogênese do diabetes tipo 2 na juventude tem duas características fisiopatológicas principais: resistência à insulina e diminuição da secreção de insulina. No entanto, a história natural do diabetes tipo 2 na juventude é caracterizada por um declínio mais rápido na função das células β e uma progressão mais rápida para complicações em comparação com a doença que tenha início na idade adulta (Chung; Onuzuruike; Magge, 2018).

1.5 Benefícios da atividade física

Permanece a questão de como alcançar uma redução sustentada da obesidade infantil, tanto no nível individual quanto nos índices globais da doença. No caso de crianças obesas, a maioria dos estudos sugere que o exercício físico é a melhor ferramenta para reduzir a obesidade abdominal e o risco cardiovascular, além de melhorar os parâmetros metabólicos. Um dos componentes centrais da prevenção e da terapia da obesidade é o exercício físico, portanto (Quiroga et al., 2020).

A inatividade física é a principal causa que contribui e agrava a obesidade infantil e já se tornou uma preocupação nos países em desenvolvimento. O exercício não só tem uma série de efeitos benéficos em vários fatores de risco associados à obesidade (redução da ativação simpática e da pressão arterial, melhora do perfil lipídico, melhora da sensibilidade à insulina), como também aumenta o consumo do excesso de estoques energéticos de gordura e, assim, ajuda a reduzir a massa de tecido adiposo (Weihrauch-Blüher et al., 2018).

Há evidências recentes de que o exercício regular pode, inclusive, inferir em processos celulares associados ao envelhecimento vascular. Um estudo mais recente indica que a elasticidade vascular em função da idade também aumenta em crianças obesas em comparação com crianças não obesas, indicativo de crescimento e maturação vascular acelerados e, portanto, compatível com o envelhecimento precoce. Recentemente, foi demonstrado que a perda de peso em crianças reduz a ativação inflamatória, um dos principais fatores para a progressão da doença vascular. A restrição calórica prolonga a vida em várias espécies, incluindo roedores e primatas, então seres humanos em restrição calórica global também melhoram a expectativa de vida e o bem-estar geral. Pensando nisso, alguns países adotaram medidas políticas, como a emissão de impostos especiais para alimentos cuja gordura seja o componente alimentar com maior valor energético (Tamir et al., 2018).

A prevenção da obesidade infantil é uma oportunidade que deve ser aproveitada desde cedo por pais, profissionais de saúde, educadores e políticos. Felizmente, os órgãos de saúde de diversos países já começaram a implementar essa necessidade em suas políticas de informação aos pais com os quais as crianças passam mais tempo. Se essa tarefa for bem-sucedida no que tange a promover, alcançar e manter a saúde das crianças, incluindo um "regime" regular de exercícios físicos, isso acabará por reduzir o número de pacientes de amanhã e permitir um envelhecimento saudável com baixo risco cardiovascular (Sahoo et al., 2015).

Assim, podemos concluir que é importante, tanto para a terapia quanto para a prevenção da obesidade infantil, que exercícios constantes e regulares se tornem parte e continuem a integrar a vida cotidiana das crianças, em conjunto com uma boa ingestão calórica.

‖ *Síntese*

Neste capítulo, evidenciamos que a obesidade infantil é uma doença complexa que pode levar a complicações durante a vida. Pode ocorrer quando uma criança ou adolescente está acima de um peso saudável para sua idade e altura.

A obesidade infantil tem muitos fatores contribuintes. Não é preguiça ou falta de força de vontade. A criança ou adolescente precisa de certa quantidade de calorias para crescimento e desenvolvimento. Mas, quando eles ingerem mais calorias do que usam, seu corpo armazena as calorias extras como gordura, gerando excesso de peso por muitas das mesmas razões que os adultos.

No decorrer do capítulo, foram indicadas algumas causas da obesidade infantil:

- **Comportamentos familiares compartilhados**, como maus hábitos alimentares e inatividade física. Famílias ocupadas estão consumindo mais alimentos e bebidas ricos em **gordura**, açúcar e calorias. Esses alimentos e bebidas tendem a ser pobres em vitaminas, minerais e outros nutrientes vitais. Ao mesmo tempo, muitas crianças estão passando menos tempo **ao ar livre** e mais tempo em ambientes fechados, inativas. À medida que *videogames*, *tablets* e *smartphones* crescem em popularidade, o número de horas de inatividade aumenta.

- **Fatores genéticos**, os quais podem aumentar a probabilidade de uma criança ter obesidade. As crianças cujos pais ou irmãos têm obesidade podem ter um risco aumentado de desenvolver a doença. Estudos mostram que vários genes podem contribuir para o ganho de peso. Embora os problemas de peso ocorram em famílias, nem todas as crianças com histórico familiar de obesidade a desenvolverão.

- **Local onde a criança mora**, que pode ter um efeito direto no risco de desenvolver obesidade por conta da quantidade de atividade física diária, além de **alimentos e bebidas que escolas e creches servem aos alunos**, os quais têm um efeito direto em sua dieta.
- **Publicidade de redes de *fast food* e salgadinhos não saudáveis**. As crianças veem comerciais na TV e anúncios espalhados por *outdoors* em seus bairros. Na maioria das vezes, esses alimentos têm muitas calorias e/ou vêm em grandes porções.

Uma combinação desses fatores pode causar obesidade infantil; não existem soluções simples, embora se saiba que a atividade física é uma aliada importantíssima.

Atividades de autoavaliação

1. A obesidade infantil é uma questão crescente no Brasil e no mundo, preocupando não somente pais e responsáveis, mas também organizações de saúde. Sobre a obesidade infantil, analise as afirmativas a seguir.
   I. Crianças com obesidade têm mais risco de desenvolver doenças em articulações e ossos, diabetes e problemas cardíacos na vida adulta.
   II. A obesidade infantil caracteriza-se por uma disfunção ocasionada pelo excesso de peso em crianças de 12 a 18 anos de idade.
   III. O tratamento para a obesidade infantil deve passar por alguns campos importantes, e a mudança no estilo de vida consiste em um deles. Na verdade, trata-se do pilar fundamental para reduzir peso e melhorar a saúde.

Está(ão) correto(s):

a) somente o item I.
b) somente o item II.
c) somente os itens I e III.
d) nenhum dos itens.
e) todos os itens.

2. A obesidade é caracterizada pelo acúmulo exagerado de gordura no corpo de uma pessoa. Esse valor pode ser estimado dividindo-se o peso do indivíduo pelo quadrado de sua altura. Esse parâmetro é conhecido como:

a) OMS.
b) IMC.
c) ICM.
d) CMC.
e) OMC.

3. "No Brasil, uma em cada três crianças com idade entre cinco e nove anos apresentam sobrepeso, de acordo com os dados da Pesquisa de Orçamento Familiar (POF) realizada em 2008. Em outro estudo de base populacional, realizado em 2006, constatou-se uma prevalência de excesso de peso para altura de 7,3% em menores de cinco anos" (Araújo, 2015, p. 19).

A obesidade é um problema multifacetado. A esse respeito, julgue as assertivas a seguir.

I. O comportamento alimentar é um forte influenciador na prevalência da obesidade infantil e a família tem forte direcionamento sobre esse comportamento, por meio da disponibilidade de alimentos, pelas práticas alimentares exercidas na casa e pelo comportamento alimentar dos pais.

II. Um problema são as dietas calóricas e pobres em nutrientes, com alimentos processados e ultraprocessados, além do sedentarismo durante a infância, os quais têm relação com o aumento do sobrepeso e da obesidade na população.

III. O comportamento alimentar pode ser influenciado por um complexo conjunto de aspectos sensoriais, psicológicos, genéticos, temperamentais e sociais (família, pais, pares), culturais e ambientais, além dos aspectos aprendidos.

Está(ão) correta(s):

a) I, II e III.
b) I e II.
c) II e III.
d) I e III.
e) Apenas a I.

4. A OMS estabelece parâmetros para o crescimento e o desenvolvimento infantil. Uma criança pode ser diagnosticada com obesidade na seguinte situação:

    a) A relação altura/idade encontra-se acima do percentil 95.
    b) A relação IMC/idade encontra-se acima do percentil 97.
    c) A relação IMC/idade encontra-se entre os percentis 50 e 85.
    d) A relação peso/idade acima no percentil 90.
    e) A relação peso/estatura encontra-se entre os percentis 50 e 95.

5. A obesidade é um problema de saúde grave que atinge várias pessoas ao redor do planeta. Assinale a alternativa que apresenta o único fator que **não** é considerado desencadeador da obesidade:

    a) Problemas genéticos.
    b) Hábitos alimentares inadequados.
    c) Hipertensão arterial.
    d) Problemas hormonais.
    e) Falta de atividades físicas regulares.

ııı *Atividades de aprendizagem*

Questões para reflexão

1. Leia o texto a seguir:

   > A adolescência compreende a fase de transição entre a vida infantil e adulta, sendo caracterizada por profundas transformações físicas, psíquicas e sociais, bem como o desenvolvimento de princípios, valores, crenças, atitudes e vontades (FILIPINI et al., 2013), os quais influenciam o comportamento alimentar desse grupo (MAGALHÃES; MENDONÇA, 2003). O processo de formação dos hábitos alimentares nesse período é complexo e está relacionado às condições biológicas, sociais, culturais e econômicas vivenciadas (LENZ et al., 2009). Especificamente entre adolescentes brasileiros, desigualdades socioeconômicas estão relacionadas aos seus padrões alimentares (SILVA et al., 2012).
   >
   > Adolescentes de famílias com baixa renda tem experimentado um aumento no consumo de alimentos de alta densidade calórica, ricos em gorduras, açúcares simples, sódio e com baixos teores de vitaminas e minerais, por serem mais acessíveis ao seu poder aquisitivo, com concomitante consumo satisfatório de frutas, vegetais, arroz e feijão (VIEIRA et al., 2005; MARCHIORI; CAMPOS, 2008). Entre adolescentes de famílias com maior nível renda, bem como daquelas que experimentaram melhorias nas condições de vida nos últimos anos, a frequência de consumo de alimentos considerados não saudáveis é ainda mais elevada (MARCHIORI; CAMPOS, 2008), paralelamente ao baixo consumo de frutas, vegetais e outros alimentos considerados marcadores de uma dieta saudável (LEVY et al, 2010). (Pereira et. al, 2014, p. 145)

   Sobre a relação entre os hábitos da população adolescente e suas condições de saúde, reflita sobre os pontos seguintes e depois faça a atividade proposta.

1. A obesidade infantil pode causar doenças como câncer, hipertensão arterial, doenças cardiovasculares, doenças cerebrovasculares e diabetes, entre outras. Qual população, conforme o texto anterior, está mais suscetível a desenvolver essas doenças?

2. Muitas vezes, os pequenos são responsabilizados pelo aumento de peso, quando na verdade quem deve cuidar de sua dieta são os pais ou responsáveis. Qual a responsabilidade da educação na mudança de hábitos das crianças?

Atividade aplicada: prática

1. Faça um diário de bordo com algumas condutas que devem ser tomadas diante de erros alimentares e/ou comportamentais mais comuns que você observa ao seu redor.

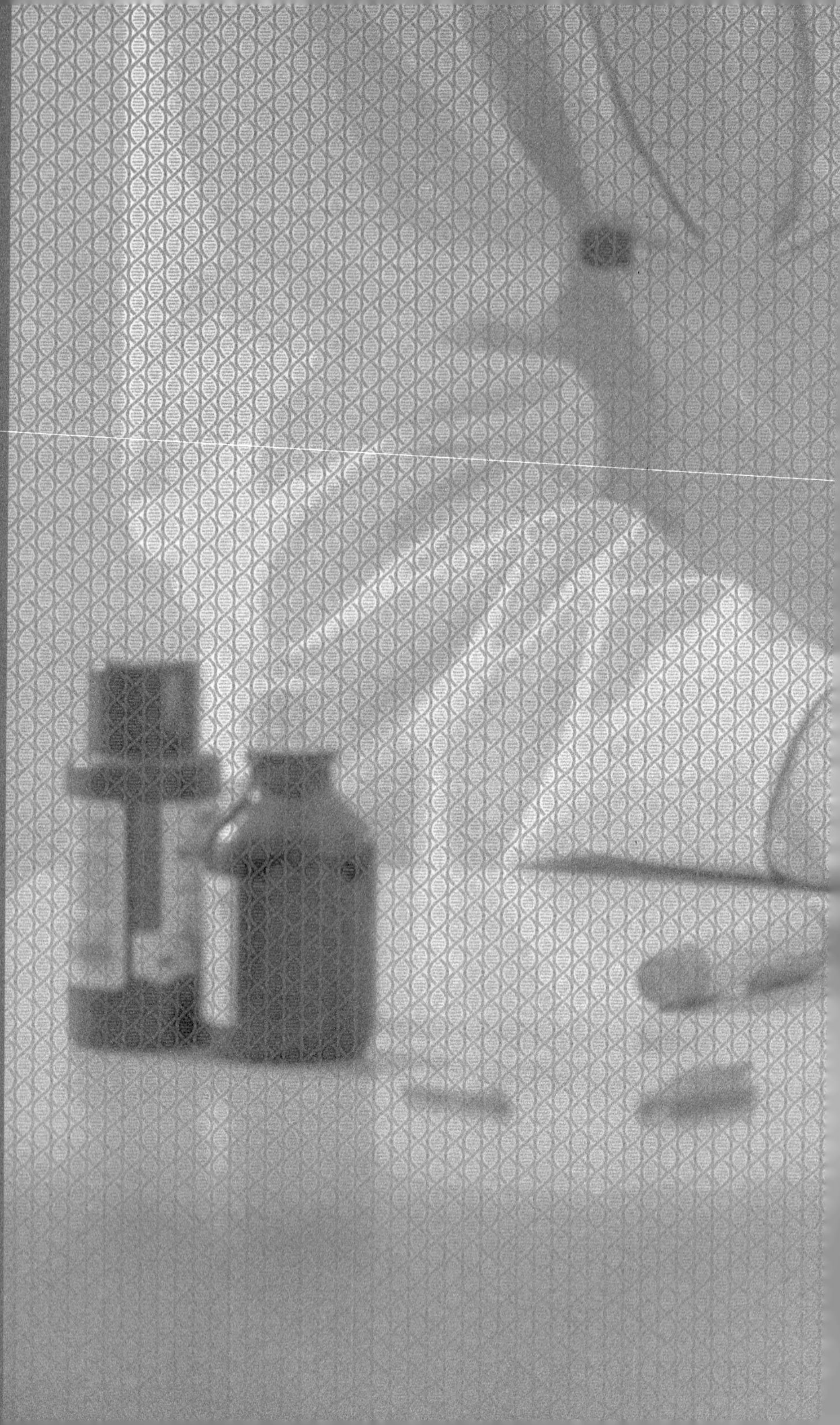

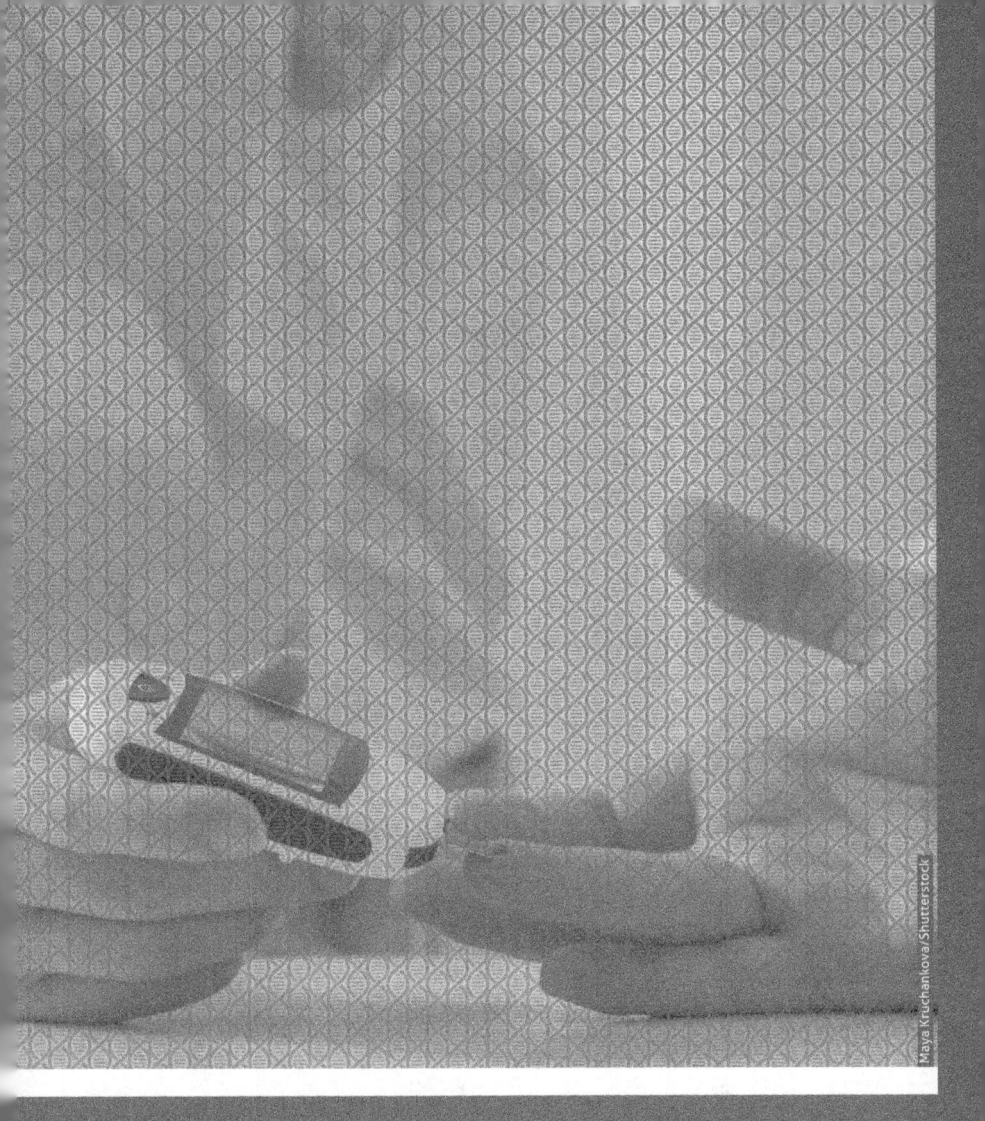

Capítulo 2

Diabetes mellitus (DM)

O diabetes é uma condição de saúde crônica (de longa duração) que afeta a forma como o corpo transforma alimentos em energia. O corpo humano decompõe a maior parte dos alimentos ingeridos em açúcar (glicose) e libera na corrente sanguínea. Quando o açúcar no sangue sobe, o pâncreas recebe sinal para liberar insulina. A insulina age como uma chave que permite ao açúcar entrar nas células do corpo para ser usado como energia. Com diabetes, o corpo não produz insulina suficiente ou não pode usá-la tão bem quanto deveria. Quando não há insulina suficiente ou as células param de responder à insulina, muito açúcar permanece na corrente sanguínea. Com o tempo, isso pode causar sérios problemas de saúde, como doenças cardíacas, perda de visão e doenças renais.

A prevalência de obesidade e doenças metabólicas associadas está aumentando globalmente, apesar da maior conscientização e dos intensos esforços de pesquisa. Atualmente, assume-se que as mudanças no ambiente e no estilo de vida são os principais impulsionadores dessa pandemia global. Ao fornecer um pano de fundo de maior disponibilidade de alimentos ricos em energia e inatividade física, há um aumento da pressão sobre a regulação do balanço energético, o que leva ao aumento da adiposidade em indivíduos geneticamente predispostos. As pressões ambientais para comer demais são particularmente fortes e estão intrinsecamente ligadas à indústria de alimentos moderna, que promove o consumo de alimentos baratos, densos em energia, muitas vezes nutricionalmente pobres, começando na infância e maximizando a palatabilidade (Berthoud et al., 2021).

A prevalência da obesidade pediátrica tem aumentado em todo o mundo. Entre 1975 e 2016, a prevalência mundial em crianças e adolescentes de 2 a 18 anos de idade aumentou de 0,7% para 5,6% em meninas e de 0,9% para 7,8% em meninos. Entre crianças em idade escolar, de 6 a 18 anos, a prevalência de obesidade aumentou progressivamente de 8,7% em 2007 para 15% em 2017. A obesidade mórbida aumentou significativamente entre crianças e adolescentes de 10 a 19 anos, especialmente entre os meninos (Nam et al., 2017).

A obesidade pediátrica tornou-se um grave problema de saúde pública. Crianças obesas são mais propensas a serem adultos obesos. Em uma metanálise, o risco relativo combinado de obesidade adulta entre crianças obesas é mais de cinco vezes maior do que entre as não obesas. Além disso, a obesidade pediátrica aumenta o risco cardiovascular na idade adulta. Os custos no decorrer da da vida para aqueles com histórico de obesidade infantil são de três a cinco vezes maiores do que os de suas contrapartes não obesas. A obesidade pediátrica é acompanhada por muitas comorbidades, incluindo aquelas nos sistemas endócrino, pulmonar, cardiovascular, gastrointestinal, renal e/ou outros (Lee; Kim, 2021).

A obesidade é uma causa conhecida de acúmulo de gordura ectópica em órgãos, incluindo o pâncreas. A infiltração gordurosa do pâncreas (esteatose pancreática) na obesidade foi descrita pela primeira vez em 1933 e, desde então, tem sido associada à síndrome metabólica (Sakai; Taylor; Chouhan, 2018). A síndrome metabólica é um grupo de fatores de risco para doenças cardiovasculares, diabetes tipo 2 e acidente vascular cerebral e inclui obesidade, dislipidemia, hipertensão e glicemia de jejum elevada. Dados atuais sugerem que a distribuição de gordura é um melhor marcador de risco metabólico do que a própria obesidade (Sakai; Taylor; Chouhan, 2018).

2.1 Tipos de diabetes e suas especificidades

O diabetes é uma doença caracterizada por hiperglicemia crônica causada por secreção anormal ou resistência à insulina que resulta em distúrbios metabólicos. É um termo geral para um grupo de distúrbios metabólicos com a característica principal de hiperglicemia crônica. Resulta da alteração da secreção de insulina, da ausência de secreção de insulina ou, na maioria das vezes, de ambas (Petersmann et al., 2018).

2.1.1 Classificação

O diabetes é classificado como tipo 1 (anteriormente chamado de *diabetes mellitus de início juvenil* ou *insulinodependente*), tipo 2 (anteriormente chamado de *diabetes mellitus de início adulto* ou *não insulinodependente*), gestacional ou outros tipos específicos (Kalyani, 2017).

Figura 2.1 Função pancreática no diabetes tipos 1 e 2

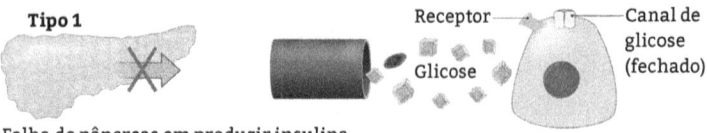

Tipo 1
Falha do pâncreas em produzir insulina suficiente decorrente da diminuição de células β.

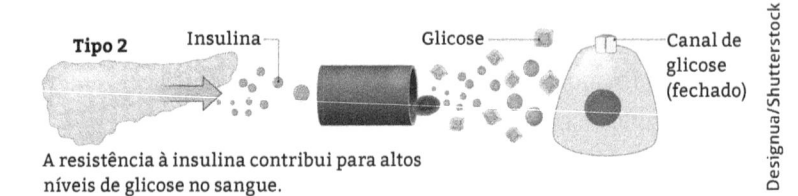

Tipo 2
A resistência à insulina contribui para altos níveis de glicose no sangue.

Designua/Shutterstock

O quadro a seguir apresenta a descrição de cada tipo de diabetes.

Quadro 2.1 Tipos de diabetes

Tipo de diabetes	Descrição
Diabetes tipo 1	Deficiência completa ou quase completa de insulina, geralmente causada por autoimunidade. Características clínicas: início mais jovem (geralmente, mas nem sempre antes dos 30 anos), peso corporal normal, geralmente sem história familiar de diabetes. Tratamento com insulina necessário imediatamente ou no período de cerca de um ano, anticorpos GAD, IA2 e/ou células das ilhotas positivas, suscetibilidade à cetoacidose e níveis instáveis de glicose no sangue.

(continua)

(Quadro 2.1 – continuação)

Tipo de diabetes	Descrição
Diabetes tipo 1b ou idiopático	Forma incomum de diabetes tipo 1 fenotípica com deficiência de insulina quase completa, forte componente hereditário e nenhuma evidência de autoimunidade. Relatado principalmente na África e na Ásia.
Diabetes autoimune latente da idade adulta (LADA)	Forma de diabetes tipo 1 com início na idade adulta, lentamente progressiva. Eventual necessidade de insulina, mas pode responder inicialmente a agentes orais, geralmente sem cetoacidose na apresentação, GAD, IA2 e/ou anticorpos anticélulas das ilhotas positivos.
Diabetes tipo 2	Resistência à insulina com secreção endógena de insulina preservada, mas inadequada para superar a resistência. Compreende cerca de 90-95% de todos os diabetes; tipo mais comum em minorias étnicas. Características clínicas: início mais velho (geralmente mais de 35 anos de idade, embora recentemente tenha ocorrido com mais frequência na juventude), sobrepeso ou obesidade, forte histórico familiar de diabetes, resposta a agentes orais geralmente por alguns anos e níveis de glicose no sangue relativamente estáveis. No cenário de doença aguda, ou à medida que os pacientes do tipo 2 se tornam cada vez mais deficientes em insulina, pode ocorrer cetoacidose (diabetes tipo 2 propenso a cetose).

(Quadro 2.1 – conclusão)

Tipo de diabetes	Descrição
Diabetes mellitus gestacional (DMG)	Diagnosticado pela primeira vez durante a gravidez. Geralmente um precursor do tipo 2, mas pode ser o primeiro início do diabetes tipo 1.
Outros tipos específicos de diabetes	Apresentam causa mais bem definida. Exemplos: pós-pancreatectomia, síndrome de Cushing, associado ao HIV, relacionado à fibrose cística, referente ao uso de certos medicamentos (como glicocorticoides), síndromes genéticas (como MODY) e infecções como *coxsakievirus B*.

Importante!

Critérios diagnósticos para diabetes:

- valor aleatório de glicose plasmática: ≥ 200 mg/dL (≥ 11,1 mmol/L); ou
- valor de glicose plasmática em jejum: ≥ 126 mg/dL (≥ 7,0 mmol/L); ou
- valor do teste oral de tolerância à glicose (oGTT) de 2 horas no plasma venoso: ≥ 200 mg/dL (≥ 11,1 mmol/L);
- valor da hemoglobina glicosilada (HbA1c): ≥ 6,5% (≥ 48 mmol/mol Hb).

2.2 Diabetes mellitus tipo 2 (DM2)

Trinta anos atrás, o diabetes tipo 2 era considerado uma ocorrência rara em crianças e adolescentes. No entanto, em meados da década de 1990, os pesquisadores começaram a observar um aumento da incidência de diabetes tipo 2 em todo o mundo. Esse é particularmente o caso nos Estados Unidos, mas o fato também foi relatado em outros países, como Canadá, Japão, Áustria, Reino Unido e Alemanha. Em algumas regiões dos Estados Unidos, o diabetes tipo 2 é tão frequente quanto o diabetes tipo 1 em adolescentes (Reinehr, 2013).

Essa observação seguiu um aumento impressionante tanto na prevalência quanto no grau de obesidade em crianças e adolescentes em muitas populações. Atualmente, o excesso de peso é o problema de saúde mais comum enfrentado pelas crianças em países desenvolvidos e em desenvolvimento. Embora a obesidade não esteja mais aumentando nos Estados Unidos e em alguns países da Europa, a prevalência de diabetes tipo 2 aumentou três vezes. Isso tem sido atribuído ao fato de que a prevalência de obesidade não está aumentando, mas sim o grau de obesidade em crianças e adolescentes afetados (Pulgaron; Delamater, 2014).

O Estudo de Riscos Cardiovasculares em Adolescentes (Erica), realizado no Brasil, demonstrou que 8,4% dos adolescentes estão obesos e que 20% deles desenvolveram a síndrome metabólica, com a prevalência de DM2 e pré-diabetes em 3,3% e 22%, respectivamente, nos jovens entre 12 e 17 anos de idade. Pesquisas apontam também uma tendência de aumento nas internações de crianças com DM no período de 1998 a 2017 (D'Avila; Cás; Mello, 2020).

O diabetes tipo 2 é uma doença grave e dispendiosa. As complicações crônicas do diabetes são desenvolvimento acelerado de doenças cardiovasculares, doença renal terminal, perda da acuidade visual e amputações de membros. Todas essas complicações contribuem para o excesso de morbidade e mortalidade nos indivíduos portadores (Reinehr, 2013).

2.2.1 Fisiopatologia do DM2 em crianças e adolescentes

O diabetes tipo 2 é um distúrbio metabólico complexo de etiologia heterogênea, com fatores de risco sociais, comportamentais e ambientais que desmascaram os efeitos da suscetibilidade genética. Há um forte componente hereditário (provavelmente multigênico) para a doença, com o papel dos determinantes genéticos ilustrados quando são consideradas as diferenças na prevalência de diabetes tipo 2 em vários grupos raciais. Embora esteja ocorrendo um progresso substancial em nosso conhecimento da base genética do diabetes tipo 2, essas novas descobertas representam apenas uma pequena proporção da variação genética subjacente à suscetibilidade a esse distúrbio. Além disso, os recentes aumentos observados na prevalência de diabetes mellitus são muito rápidos para serem decorrentes do aumento da frequência gênica e do *pool* gênico alterado, o que enfatiza a importância dos fatores ambientais (Reinehr, 2013).

A homeostase da glicose depende do equilíbrio entre a secreção de insulina pelas células β pancreáticas e a ação da insulina. É bem reconhecido que a resistência da insulina à captação de glicose estimulada pela insulina é um achado característico em pacientes com diabetes tipo 2 e um déficit no metabolismo da glicose. A evolução de normal para intolerância à glicose (IGT) está associada a um agravamento da resistência à insulina. A tolerância à glicose alterada é um estágio intermediário na história natural do diabetes tipo 2 e é um preditor do risco de desenvolver diabetes e doença cardiovascular. No entanto, há uma alta taxa de conversão espontânea de IGT para tolerância normal à glicose nos anos seguintes, de três a cinco anos para crianças e adolescentes com intolerância à glicose. Essa normalização tem sido atribuída a alterações da resistência à insulina no final da puberdade (Pirola; Ferraz, 2017).

A puberdade parece desempenhar um papel relevante no desenvolvimento do diabetes tipo 2. Nesse período da vida, há aumento da resistência à ação da insulina, resultando em hiperinsulinemia. Após a puberdade, as respostas basais e estimuladas de insulina diminuem. O teste clamp euglicêmico hiperinsulinêmico, que tem por objetivo elevar a insulina plasmática (hiperinsulinemia) mantendo a concentração de glicose constante e em níveis basais (euglicemia), demonstra que a eliminação de glicose mediada por insulina é, em média, 30% menor em adolescentes em comparação com crianças pré-púberes e adultos jovens. O aumento da secreção do hormônio do crescimento na puberdade é discutido como responsável pela resistência à insulina durante a puberdade. Dadas essas informações, não é surpreendente que a idade máxima de apresentação do diabetes tipo 2 em crianças coincida com a idade usual de meados da puberdade (Reinehr, 2013).

O diabetes não desenvolve resistência à insulina por si só não; a secreção inadequada de insulina pelas células β é necessária. Em pacientes com diabetes tipo 2, um déficit na ação da insulina e a falha na secreção de insulina estão presentes. Tem sido proposto que a hiperglicemia pode piorar tanto a resistência à insulina quanto as anormalidades secretórias de insulina, aumentando a transição da tolerância diminuída à glicose para o diabetes (Pulgaron; Delamater, 2014).

O efeito adverso da obesidade no metabolismo da glicose é evidente no início da infância. Crianças obesas são hiperinsulinêmicas e têm aproximadamente 40% menos metabolismo de glicose estimulado por insulina em comparação com crianças não obesas. Ademais, a relação inversa entre a sensibilidade à insulina e a gordura abdominal é mais forte para a gordura visceral do que para a subcutânea. É interessante notar que o tecido adiposo em expansão no estado obeso sintetiza e secreta metabólitos e proteínas sinalizadoras como leptina, adiponectina e fator de necrose tumoral alfa. Esses fatores são conhecidos por alterar a secreção e sensibilidade à insulina e até mesmo causar resistência à insulina em condições experimentais e clínicas (Pulgaron; Delamater, 2014).

Quanto aos sintomas e à apresentação clínica, na forma mais leve do diabetes tipo 2, o diagnóstico é feito em uma criança assintomática durante *check-up* médico de rotina, pela detecção de hiperglicemia ou glicosúria. Em sua forma mais grave, a criança apresenta poliúria (quantidades aumentadas de urina), polidipsia (sede excessiva) e perda de peso. Em grupos étnicos particulares, até 33% têm cetonúria no diagnóstico. Em casos raros, o diabetes tipo 2 se manifesta com um coma hiperosmolar hiperglicêmico. Com esses quadros clínicos, muitas vezes a distinção do diabetes tipo 1 não é possível até meses depois, quando as necessidades de insulina diminuem e um curso não dependente de insulina se desenvolve sem dependência de insulina para a sobrevivência (Reinehr, 2013).

2.3 Diabetes mellitus tipo 1 (DM1)

É uma doença autoimune crônica caracterizada por deficiência de insulina e hiperglicemia resultante. Acredita-se que o diabetes tipo 1 seja precipitado por uma destruição das células β pancreáticas produtoras de insulina. Historicamente, era amplamente considerado um transtorno em crianças e adolescentes, mas essa opinião mudou na última década, de modo que a idade de início dos sintomas não é mais um fator restritivo. Polidipsia (sede excessiva), polifagia (fome excessiva) e poliúria (quantidade excessiva de urina), que é o trio clássico de sintomas associados ao início da doença, juntamente da hiperglicemia, permanecem como características diagnósticas em crianças e adolescentes e, em menor grau, em adultos. A necessidade imediata de reposição de insulina exógena também é uma marca registrada do diabetes tipo 1, para o qual é necessário tratamento vitalício. Persistem as principais questões sobre a epidemiologia do diabetes tipo 1, a eficácia das terapias atuais, a compreensão de como o distúrbio se desenvolve e a prevenção ou cura da doença (Atkinson; Eisenbarth; Michels, 2014).

Embora o diabetes tipo 1 possa ser diagnosticado em qualquer idade, é uma das doenças crônicas mais comuns da infância. Os picos de diagnóstico ocorrem entre 5 e 7 anos de idade e na puberdade ou próximo dela. A maioria dos distúrbios autoimunes afeta desproporcionalmente as mulheres; o diabetes tipo 1, por sua vez, é um pouco mais comum em meninos e homens (Atkinson; Eisenbarth; Michels, 2014).

Um diagnóstico de diabetes é baseado em uma concentração de glicose no sangue em jejum acima de 7,0 mmol/L (126 mg/dL), uma concentração aleatória de glicose no sangue acima de 11,1 mmol/L (200 mg/dL) com sintomas ou um resultado positivo no teste oral de tolerância à glicose. Na ausência de sintomas, a glicemia anormal deve estar presente em duas ocasiões diferentes (Petersmann et al., 2018).

A maioria dos artigos de pesquisa sobre a patogênese do diabetes tipo 1 começa observando que o distúrbio resulta de uma destruição autoimune das células β pancreáticas secretoras de insulina. A presença de um infiltrado inflamatório crônico que afeta as ilhotas pancreáticas no início sintomático do diabetes tipo 1 é a base dessa observação. Outro dogma é que, em pacientes com doença de longa data, o pâncreas é desprovido de células produtoras de insulina, e as células β restantes são incapazes de regeneração. Ambos os conceitos de patogênese do diabetes tipo 1 têm sido debatidos. Dados recentes sugerem que, embora a maior parte dos pacientes com diabetes tipo 1 de longa data, quando muito, tem poucas células β, existem evidências de regeneração dessas células em lactentes e crianças muito pequenas, mas não em adolescentes ou adultos. Muito do que entendemos sobre a patogênese do diabetes tipo 1 deriva da análise de amostras pancreáticas, soro e linfócitos do sangue periférico obtidos de pacientes com o distúrbio. Estudos desses constituintes sugerem que uma série de defeitos funcionais na medula óssea e no timo, no sistema imunológico e nas células β, contribui coletivamente para a fisiopatologia do diabetes tipo 1 (Dimeglio; Evans-Molina; Oram, 2018).

2.3.1 Fases da doença

Estudos prospectivos e longitudinais de indivíduos com risco genético mostraram que o processo patogênico progride em um *continuum* de tempo, desde uma fase pré-clínica assintomática até a doença diabética crônica com complicações vasculares, em velocidade variável, mas previsível, permitindo a caracterização de doenças em estágios bem definidos, atualmente adotada por várias sociedades internacionais de especialistas (Della Manna et al., 2016, p. 597, tradução nossa):

> *Estágio 1: DM1 pré-sintomático com autoimunidade positiva e glicemia normal. Isso corresponde à fase imunológica da doença e, em muitos casos, a progressão para a doença clínica ocorre em um período entre 8 e 10 anos.*
>
> *Estágio 2: DM1 pré-sintomático com autoimunidade positiva e disglicemia pré-diabética (glicemia de jejum anormal e/ou tolerância à glicose reduzida no teste de tolerância à glicose). Isso corresponde ao estágio quase irreversível da doença, com perda funcional das células β e início da doença metabólica. O risco de doença sintomática em um período de 5 anos é de aproximadamente 75%, chegando a 100% durante a vida.*
>
> *Estágio 3: DM1 sintomático, com autoimunidade positiva e disglicemia diabética (glicemia de jejum diabética e/ou teste de tolerância à glicose positivo, aumento da HbA 1c). Isso corresponde ao estágio de aceleração autoimune da doença, com a presença de sinais e sintomas típicos do DM1. A progressão da fase sintomática do DM1 pode ainda ser classificada em: a) fase inicial); b) fase DM1 estabelecida; c) fase DM1 estabelecida com complicações crônicas.*

A capacidade de rastrear o risco de DM1 e identificar um estágio pré-sintomático pode promover uma janela de oportunidades para a implementação de possíveis intervenções, capazes de prevenir ou retardar o aparecimento dos sintomas clínicos.

2.3.2 Complicações do DM1 em crianças e adolescentes

Existem considerações importantes relacionadas à idade quanto à vigilância das complicações do diabetes e à interpretação das investigações (Wherrett et al., 2013), relacionadas a seguir.

Nefropatia

Crianças pré-púberes e aquelas nos primeiros cinco anos de diabetes devem ser consideradas de risco muito baixo para microalbuminúria. A relação albumina/creatinina na primeira urina da manhã (ACR) tem alta sensibilidade e especificidade para a detecção de microalbuminúria. Embora a triagem com ACR aleatório esteja associada à maior adesão do que a primeira amostra da manhã, sua especificidade pode estar comprometida em adolescentes em virtude da maior frequência de proteinúria induzida por exercício e proteinúria postural benigna. ACRs aleatórios anormais (> 2,5 mg/mmol) requerem confirmação com uma primeira ACR da manhã ou coleta de urina programada durante a noite.

A microalbuminúria é rara em crianças pré-púberes, independentemente da duração do diabetes ou do controle metabólico. Além disso, a probabilidade de microalbuminúria transitória ou intermitente é maior durante os primeiros anos da puberdade. Indivíduos com microalbuminúria transitória ou intermitente podem ter risco aumentado de progressão para nefropatia evidente. Resultados de triagem anormais requerem confirmação e acompanhamento para demonstrar anormalidades persistentes.

O tratamento é indicado apenas para adolescentes com microalbuminúria persistente. Um estudo controlado randomizado de curto prazo em adolescentes demonstrou que os inibidores da enzima conversora de angiotensina (ECA) foram eficazes na redução da microalbuminúria em comparação com placebo. No entanto, não há estudos de intervenção de longo prazo avaliando a eficácia dos inibidores da ECA ou antagonistas dos receptores da angiotensina II em retardar a progressão para nefropatia evidente em adolescentes com microalbuminúria. Portanto, o tratamento de adolescentes com microalbuminúria persistente é baseado na eficácia dos tratamentos em adultos com diabetes tipo 1.

Retinopatia

É rara em crianças pré-púberes com diabetes tipo 1 e em adolescentes pós-púberes com bom controle metabólico.

Neuropatia

Quando presente, é principalmente subclínica em crianças. Estudos prospectivos de condução nervosa e de avaliação de neuropatia autonômica demonstram aumento da prevalência de anormalidades no decorrer do tempo, mas a persistência de anormalidades é um achado inconsistente. Os testes de vibração e monofilamento têm sensibilidade e especificidade abaixo do ideal em adolescentes. Exceto pela intensificação do controle do diabetes para atingir e manter as metas glicêmicas, nenhuma outra modalidade de tratamento foi estudada em crianças e adolescentes.

Dislipidemia

A maioria das crianças com diabetes tipo 1 deve ser considerada de baixo risco para doença vascular associada à dislipidemia. As exceções são aquelas com maior duração da doença, complicações microvasculares ou outros fatores de risco para doenças cardiovasculares, como tabagismo, hipertensão, obesidade e/ou história familiar de doença cardiovascular prematura. A triagem de dislipidemia deve ser direcionada para maiores de 12 anos de idade e crianças menores com fatores de risco específicos.

A terapia com estatinas raramente foi estudada particularmente em crianças com diabetes, e não há evidências ligando pontos de corte específicos de colesterol de lipoproteína de baixa densidade (LDL-C) em crianças com diabetes com resultados a longo prazo. Em crianças púberes sem diabetes, mas com hipercolesterolemia familiar, a terapia com estatinas é segura e eficaz para reduzir os níveis de LDL-C e atenuar a progressão de marcadores substitutos para doença vascular futura.

Hipertensão

Até 16% dos adolescentes com diabetes tipo 1 têm hipertensão. Durante o período de sono, os valores da pressão arterial (PA) tendem a diminuir entre 10% e 20% em relação aos valores diurnos, definindo o padrão ***dipper***. Quando essa redução é inferior a 10%, denomina-se padrão ***non-dipper***.

O monitoramento ambulatorial da PA de 24 horas tem sido usado para excluir a hipertensão do avental branco e para identificar a perda do ritmo sistólico diurno (***non-dippers***) com hipertensão noturna em alguns adolescentes normotensos com diabetes tipo 1. Essas anormalidades podem ser preditivas de microalbuminúria futura. No entanto, o papel do monitoramento ambulatorial da PA nos cuidados de rotina permanece incerto. Crianças com diabetes tipo 1 e hipertensão confirmada devem ser tratadas de acordo com as diretrizes para crianças sem diabetes.

2.3.3 Distúrbio do sono em crianças e adolescentes com DM1

Nos últimos 20 anos, houve avanços significativos no tratamento do diabetes graças a novos medicamentos e a novas tecnologias. Por outro lado, os sistemas de saúde em geral não se adaptaram a essa evolução. Ainda hoje, grande porcentagem de pessoas com DM1 não consegue realizar ou pagar pelos cuidados necessários, e pacientes e equipes de saúde continuam enfrentando dificuldades na integração do controle do diabetes às rotinas da vida diária.

Nesse contexto, novas intervenções são necessárias para ajudar as crianças a alcançar e manter o controle glicêmico ideal e a reduzir o sofrimento dos pais. Uma das fontes de estresse mais significativas descrita pelos pais, mas potencialmente modificável, são os distúrbios do sono das crianças; portanto, o sono pode representar um importante alvo de intervenção (Jaser et al., 2017).

Aproximadamente 20-30% das crianças na população geral apresentam distúrbios do sono, que incluem resistência à hora de dormir ou dificuldade em iniciar o sono, despertares noturnos e sono insuficiente. Uma metanálise recente descobriu que crianças e adolescentes com DM1 obtiveram significativamente menos sono do que jovens sem diabetes. Os pais ainda relataram que as crianças com DM1 tinham mais problemas em relação ao início, à manutenção do sono e à transição sono-vigília e sonolência diurna, o que as tornava mais propensas a apresentar resistência na hora de dormir e a dormir junto de seus pais. Crianças com DM1 podem ser especialmente vulneráveis a interrupções do sono, pois os pais podem atrasar a hora de dormir se os níveis de glicose no sangue estiverem fora da faixa alvo, e os pais muitas vezes acordam as crianças durante a noite para monitorar a glicemia noturna e tratar episódios de hipoglicemia ou hiperglicemia. Um estudo recente descobriu que o medo dos pais da hipoglicemia estava associado à pior qualidade do sono em crianças, e os pais de crianças com DM1 identificam os distúrbios do sono como uma das fontes mais salientes de estresse (Van Name et al., 2018).

Figura 2.2 Distúrbio do sono, uma das maiores preocupação dos pais de crianças com DM1

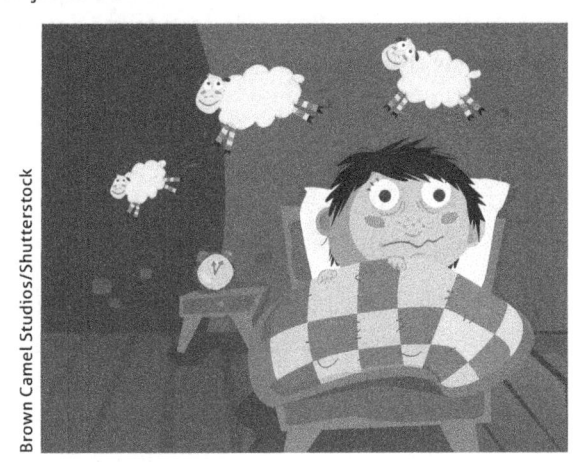

Brown Camel Studios/Shutterstock

Evidências acumuladas apontam que a curta duração e a má qualidade do sono contribuem para problemas com o controle glicêmico em pessoas com DM1. Em uma amostra de crianças com DM1 de 2 a 12 anos de idade, tanto a má qualidade quanto a menor duração do sono foram relacionadas a HbA1c mais alta; a má qualidade do sono foi associada a uma maior probabilidade de hipoglicemia grave e à cetoacidose diabética (Jaser et al., 2017).

Além do impacto fisiológico direto do distúrbio do sono no controle glicêmico, o sono insuficiente e de má qualidade provavelmente tem impacto comportamental indireto no controle do diabetes. Distúrbios do sono, incluindo resistência à hora de dormir e despertar noturno, têm sido associados a maiores problemas comportamentais em crianças em idade escolar – e tais problemas, por sua vez, podem interferir no controle do diabetes e aumentar o estresse dos pais. Melhorar o sono pode reduzir esses problemas; prolongar o tempo de sono em 30 minutos resulta em melhor funcionamento neurocomportamental em crianças em idade escolar; um aumento de apenas 15 a 20 minutos de sono foi associado a uma verificação diária adicional de glicose no sangue e a um aumento no nível de insulina em adolescentes com DM1. Assim, melhorar a qualidade do sono tem o potencial de abordar os aspectos fisiológicos e comportamentais do controle do diabetes (Jaser et al., 2021).

2.3.4 Monitoramento da glicemia em crianças e adolescentes com DM1

Na fase inicial, o diagnóstico clínico geralmente é estabelecido pela presença dos sintomas clássicos do diabetes, que devem ser imediatamente investigados por meio de coleta aleatória de glicemia (diagnóstico de ≥ 200 mg/dL a qualquer hora do dia) e do teste de urina rápida que confirme a presença de glicosúria e possível cetonúria. No entanto, a falta de reconhecimento da sintomatologia clássica ou de uma apresentação clínica atípica aumenta o risco de cetoacidose diabética (CAD) grave. Infelizmente, de 25 a 40% dos diagnósticos de DM1 na infância ainda são realizados em situações de descompensação metabólica aguda com CAD, principalmente em crianças menores de 4 anos provenientes de populações com pouca informação sobre diabetes, de modo que os sintomas clássicos não são reconhecidos (Wolfsdorf et al., 2014).

Em aproximadamente 80% das crianças e adolescentes, as necessidades diárias de insulina diminuem temporariamente após o início da insulinoterapia, provavelmente em razão da recuperação funcional das células β ainda presentes por conta da reversão da glicotoxicidade, com melhora da secreção endógena de insulina, bem como da sensibilidade em tecidos periféricos. Essa fase de remissão parcial do DM1, também conhecida como **período de lua de mel**, começa de dias a semanas após o início da terapia com insulina e pode durar meses ou anos;

as concentrações plasmáticas de glicose tendem a ser estáveis nos limites da normalidade, embora possam ocorrer flutuações dependendo da dieta e da atividade física. Tem sido sugerido que a preservação dessa reserva funcional pode diminuir o risco de desenvolver complicações vasculares e episódios de hipoglicemia grave. Corroborando esses achados, estudos apontam que a maioria dos pacientes com diabetes tipo 1 de longa duração continua a secretar níveis muito baixos de insulina endógena, que aumentam após as refeições. Isso é consistente com a presença de um pequeno número de células β ainda funcionais e implica que tais células estão escapando do ataque imunológico ou passando por regeneração (Oram et al., 2014).

Até o momento, a insulinoterapia exógena é a única forma de reposição de insulina em crianças e adolescentes com DM1. A educação continuada para o autocontrole do diabetes é o método para promover a integração dos vários regimes de administração de insulina na vida diária, bem como técnicas para uma nutrição de controle glicêmico, atividade física regular e monitoramento intensivo da glicemia, visando capacitar o paciente e seus cuidadores a manter o controle glicêmico o mais normal possível pelo maior tempo possível (Couper et al., 2014).

O tratamento requer a administração de insulina exógena ao longo da vida. O objetivo primário do tratamento do DM1 em crianças e adolescentes é manter a quase normoglicemia por meio de terapia intensiva com insulina, evitar complicações agudas e prevenir complicações microvasculares e macrovasculares a longo prazo, tentando proporcionar uma vida o mais próximo possível da normalidade. A terapia eficaz com insulina deve, portanto, ser fornecida com base em necessidades, preferências e recursos do indivíduo e da família para o manejo ideal do DM1. Para atingir o controle glicêmico alvo, a melhor opção terapêutica para pacientes com DM1 é a terapia com múltiplas injeções diárias ou infusão contínua de insulina subcutânea. Muitas formulações de insulina estão disponíveis para ajudar a simular a secreção endógena de insulina o mais próximo possível do natural, em um esforço para eliminar sintomas e complicações da hiperglicemia, minimizando o risco de hipoglicemia secundária à terapia. As terapias atuais ainda não correspondem ao perfil endógeno de insulina das células β pancreáticas, e todas ainda apresentam riscos de controle subótimo, hipoglicemia e cetose em crianças e adolescentes. A segurança e o sucesso de um regime de insulina prescrito dependem do automonitoramento da glicose no sangue e/ou de um sistema de monitoramento contínuo da glicose para evitar hipoglicemia crítica e variabilidade da glicose. Independentemente do modo de terapia com insulina, as doses devem ser adaptadas com base no padrão diário de glicemia, por meio de revisão e reavaliação regulares, e em fatores do paciente, como exercício e estado puberal (Malik; Taplin, 2014).

Estudos clínicos prospectivos mostraram definitivamente que o controle glicêmico rigoroso desde o início da doença pode retardar ou mesmo prevenir o aparecimento de complicações vasculares crônicas associadas ao diabetes. No entanto, estratégias de prevenção também devem ser estabelecidas para hipoglicemia grave, recorrente e noturna. Isso exige que os pacientes dominem os algoritmos de reposição de insulina em função de uma complexa gama de parâmetros fisiológicos, incluindo o conhecimento do teor de carboidratos na dieta e seu metabolismo, os parâmetros glicêmicos pessoais e a necessidade de ajustes em situações especiais, como atividade física, ciclo menstrual e doenças intercorrentes. Essa complexidade do autogerenciamento, ainda hoje presente, faz com que uma grande porcentagem de pacientes não consiga atingir o controle glicêmico recomendado. As complicações vasculares relacionadas ao diabetes geralmente não são observadas em crianças e adolescentes, mas anormalidades funcionais e estruturais já podem estar presentes alguns anos após o diagnóstico, e a duração da doença e a magnitude da exposição à hiperglicemia são os principais fatores associados ao seu desenvolvimento (Della Manna et al., 2016).

2.4 Benefícios e recomendações de atividade física

A atividade física, ou seja, qualquer movimento corporal produzido pelos músculos esqueléticos que exija gasto energético, está associada a muitos benefícios à saúde, tanto fisiológicos quanto psicológicos, durante a vida. Como tal, várias agências, como a Sociedade Canadense de Fisiologia do Exercício (CSEP), o Colégio Americano de Medicina Esportiva (ACSM) e a Organização Mundial da Saúde (OMS), publicaram diretrizes de atividade física direcionadas a todas as faixas etárias, incluindo crianças, adultos e idosos. Para crianças de 5 a 17 anos, as diretrizes recomendam consistentemente a participação em pelo menos 60 minutos diários de atividade física de intensidade moderada a vigorosa e indicam claramente que um maior volume de atividade física está associado a um maior benefício para a saúde (WHO, 2019; Lee et al., 2012).

Para além da atividade física, o exercício físico também tem sua relevância na saúde populacional. O Ministério da Saúde do Brasil traz uma importante diferenciação dos termos, caracterizando **exercício físico** como atividade monitorada e controlada com o objetivo de melhorar o condicionamento físico e a *performance*; já **atividade física** é todo movimento que se faz por pelo menos 15 minutos que seja capaz de aumentar o gasto calórico, que pode estar presente no lazer, nas tarefas domésticas ou no trabalho. Apesar de serem diferentes, ambas provocam ajustem metabólicos que devem ser levados em conta em crianças ou adolescentes com diabetes (Brasil, 2021).

De fato, o conceito emergente de usar o exercício como medicamento implica que tal atividade pode ser usada de maneira dependente da dose (semelhante a drogas farmacêuticas) para impactar positivamente os resultados de saúde de indivíduos com doenças crônicas (WHO, 2019; Lee et al., 2012).

A atividade física e o exercício físico podem impactar a saúde, prevenindo o desenvolvimento de doenças crônicas (como na síndrome metabólica), modificando diretamente uma doença (reversão da doença, como no diabetes tipo 2) e/ou ajudando a controlar os sintomas associados a doenças crônicas (como na artrite ou no câncer). Desse modo, as diretrizes de prática clínica para uma variedade de doenças crônicas trazem orientações sobre a dose de atividade física que deve ser prescrita aos indivíduos afetados pela doença. Porém, em razão da falta de uma orientação clara quanto à dosagem da atividade física para crianças e adolescentes com doenças crônicas, os médicos permanecem inseguros sobre a dose ou os modos apropriados de prescrição aos pacientes. Embora as crianças saudáveis devam se esforçar para atingir as diretrizes de 60 minutos diários, a prescrição ideal para crianças com doença crônica requer maior especificidade, bem como consideração cuidadosa dos riscos e benefícios. De modo semelhante à farmacoterapia, a dose de atividade física (ou seja, frequência, tipo, intensidade e tempo) pode mudar dependendo da doença crônica e dos níveis de saúde e condicionamento físico da criança (West et al., 2019).

Pensando na dosagem da atividade física e na estimativa do gasto calórico, um compêndio de atividades físicas para jovens (**Youth Compendium**) foi desenvolvido para estimar os custos de energia das atividades físicas usando apenas dados de jovens. Com base em uma pesquisa na literatura e em dados agrupados de medidas de gasto de energia em jovens, os custos de energia de 196 atividades foram compilados em 16 categorias, para formar um compêndio de atividades físicas para jovens. Para estimar a intensidade de cada atividade, o consumo de oxigênio medido (VO2) foi dividido pela taxa metabólica basal (equações específicas de idade, sexo e massa de Schofield) para produzir um valor padronizado de gasto calórico chamado de *múltiplos de equivalentes metabólicos* (MET). Um modelo linear misto foi desenvolvido para cada categoria de atividade, com vistas a imputar valores omissos para faixas etárias sem observações para uma atividade específica. Esse novo compêndio da juventude pode ser usado para padronizar a pontuação e a interpretação dos dados de atividade física de jovens em aplicações de pesquisa e vigilância em saúde pública, além de um importante caminho para a propagação da importância da atividade física para crianças e adolescentes, com ou sem doenças crônicas (Butte et al., 2018).

2.5 Prevenção de síndromes metabólicas

Como vem sendo discutido neste capítulo, a melhor forma de reduzir a prevalência de síndromes metabólicas no futuro é prevenir a ocorrência de obesidade em crianças e adolescentes. Isso inclui esforços para incentivar um estilo de vida ativo desde tenra idade e preservar os níveis de atividade física entre as crianças mais novas (antes do declínio usual na atividade durante a adolescência). Também inclui encorajar as famílias a manter o consumo de alimentos frescos e a evitar alimentos altamente calóricos, à medida que estes são cada vez mais introduzidos em partes desenvolvidas do mundo. Estudos observaram que, após o desenvolvimento de sobrepeso ou obesidade, é difícil perder o excesso de peso, e por isso esforços mais intensos devem ser empreendidos na prevenção da obesidade e síndromes metabólicas, o que inclui políticas públicas, disponibilização de espaços seguros para atividade física e escolhas nutricionais saudáveis nas escolas (Boer, 2019).

O aumento da atividade física serve para manter ou incrementar o gasto energético total diante da redução da ingestão calórica. A OMS recomenda pelo menos 60 minutos de atividade física moderada a vigorosa para crianças e adolescentes em idade escolar. Essa recomendação enfrenta grandes desafios, pois, entre os adolescentes, menos de 30% de consegue cumprir essa meta diária. Como esperado, níveis mais baixos de atividade física estão associados a um risco maior de síndromes metabólicas. A atividade física é particularmente boa para aumentar a sensibilidade à insulina, por exemplo (Guinhouya et al., 2011).

Uma forma de aumentar a atividade física na prática clínica é a incorporação dessas atividades à rotina habitual da criança ou do adolescente. Um grupo de pesquisa avaliou a probabilidade de síndrome metabólica entre crianças e adolescentes que iam de bicicleta para a escola, encontrando menores chances delas associadas ao uso de bicicleta. Outras abordagens envolveram fornecer pedômetros aos pacientes e negociar uma meta diária para o total de passos dados – que a criança pode documentar e ter orgulho pessoal de alcançar. O aumento das caminhadas com família, amigos ou animais de estimação pode ser uma maneira de garantir a continuidade da atividade. Por fim, a participação em esportes, seja por meio de escolas, clubes ou reuniões regulares com amigos, pode sustentar ainda mais a atividade física e manter um maior gasto energético. Há uma tendência ao declínio da atividade física com a idade, de modo que o incentivo à atividade contínua que se inicie em idades mais jovens pode ser mais bem-sucedido (Boer, 2019).

2.5.1 Atividade física para crianças e adolescentes com síndrome metabólica

Intervenções de exercícios representam uma importante estratégia clínica para a prevenção de obesidade e comorbidades em adolescentes. Em particular, exercícios aeróbicos demonstraram diminuir significativamente a adiposidade, atenuar o risco cardiometabólico, aumentar a massa muscular e melhorar a função cardiorrespiratória em adolescentes obesos. As atividades anaeróbicas também podem ser recomendadas para crianças com obesidade (por exemplo, durante as brincadeiras). Um estudo recente determinou que o treino intervalado de alta intensidade (HIIT) (12 intervalos a 120% da velocidade máxima de corrida aeróbica, 6 minutos no total) é mais eficaz na redução da espessura das dobras cutâneas do que o treinamento intervalado de baixa intensidade (16 intervalos a 100% da velocidade máxima de corrida aeróbica, 8 minutos no total). Uma recente revisão sistemática e metanálise de 40 estudos relatou que o exercício resistido tem efeitos mínimos na composição corporal, mas efeitos de moderados a grandes quando tem como objetivo melhorar a força muscular (Lau et al., 2015).

Pacientes pediátricos com diabetes tipo 2 supostamente realizam até 60% menos atividade física de moderada intensidade do que seus pares sem diabetes. Estudos exploraram a eficácia de um programa de treinamento aeróbico de 12 semanas (40 minutos de exercício aeróbico realizado 3 vezes por semana) na concentração de insulina (por meio de 2 horas de teste oral de tolerância à glicose) em adolescentes com excesso de peso. Eles relataram um declínio na concentração de insulina independentemente de mudanças na massa corporal, sugerindo que níveis moderados de exercícios aeróbicos podem ter um efeito positivo na sensibilidade à insulina. Da mesma forma, em um estudo com 22 adolescentes do sexo masculino, um aumento de 45% na sensibilidade à insulina foi observado após um programa de treinamento de resistência de 16 semanas (1 hora de treinamento de resistência realizado 2 vezes por semana). Portanto, níveis moderados de exercício (2 horas por semana), a despeito da modalidade, podem estar associados a melhorias significativas na sensibilidade e na resistência à insulina em jovens com diabetes tipo 2 (Fedewa et al., 2014).

Em uma revisão sistemática com metanálise realizada para comparar o treinamento aeróbico, resistido e combinado sobre a resistência à insulina em adolescentes obesos, o treinamento aeróbico foi associado às mudanças mais favoráveis nos níveis de insulina em jejum e no marcador de resistência à insulina quando comparado a outras modalidades de treinamento. Esses achados sugerem que intervenções de exercícios, mesmo níveis moderados de exercícios aeróbicos ou de resistência, podem ser eficazes para melhorar a capacidade máxima de exercício e/ou regular o metabolismo da glicose em crianças/adolescentes obesos com ou sem diabetes tipo 2 (Marson et al., 2016).

Orientações para exercício físico

Crianças e adolescentes com obesidade podem acumular quantidades de atividade física em sessões de exercício mais curtas ao longo do dia, com foco na taxa de esforço percebido e na frequência cardíaca alvo, principalmente se a criança for previamente sedentária e fisiologicamente descondicionada. As progressões devem ser implementadas à medida que as adaptações fisiológicas forem observadas, e o aquecimento deve ser prolongado, o que permite que a criança obesa vá se adaptando ao estímulo de modo confortável. Atividades sem peso, como ciclismo ou natação, podem ser aconselhadas para crianças obesas em virtude do aumento do risco de osteoartrite nas articulações que suportam peso (West et al., 2019).

Para crianças com diabetes tipo 2, a Academia Americana de Pediatria recomendou que seja realizado pelo menos 60 minutos de atividade física diária. Deve-se ter cuidado para garantir que monitorem cuidadosamente o açúcar no sangue antes e depois das sessões de exercícios, com o objetivo de manter tais níveis controlados (Copeland et al., 2013).

Importante!

Com base nas evidências sobre atividade física em crianças e adolescentes com obesidade e/ou diabetes tipo 2, são feitas as seguintes sugestões e considerações de exercícios:

- **Exercício cardiorrespiratório aeróbico:** realizar aquecimento e desaquecimento prolongados para prevenção de lesões e aumentar progressivamente a duração do exercício (por exemplo, trabalhar até 60 minutos de exercícios moderados a vigorosos por dia). Atividades aeróbicas de intensidade moderada de baixo impacto ou sem peso podem ser recomendadas para prevenção de lesões ortopédicas e exercícios em ambientes termoneutros são incentivados se a capacidade de dissipar calor estiver comprometida.
- **Exercício anaeróbico:** o exercício do tipo intervalado pode ser viável para jovens obesos, para permitir maior gasto energético durante períodos mais curtos de atividade. Existem algumas evidências de que crianças com obesidade podem realizar exercícios HIIT 2 vezes por semana, com 70-85% de sua frequência cardíaca máxima durante as sessões. Esse protocolo pode ser usado para prescrições de exercícios individualizadas, porém poucos estudos até o momento utilizaram o treinamento HIIT em jovens obesos e, portanto, faltam sugestões otimizadas de prescrição. Tendo em vista a falta de evidências neste momento, é difícil dizer se o exercício anaeróbico deve ser sugerido para crianças com diabetes tipo 2.
- **Treinamento de resistência:** o treinamento regular de força (3 dias por semana) em grandes grupos musculares é recomendado para promover a força muscular e a sensibilidade à insulina. Exercício de resistência também pode ser benéfico antes de iniciar um programa de exercícios aeróbicos, pois pode ajudar a aumentar a força muscular e a capacidade física geral. O treinamento pode ser concluído em de 1 a 3 séries de até 15 repetições, 2 a 3 dias por semana. Aumentos na carga podem ocorrer após a conclusão bem-sucedida de 15 repetições em que a criança relate facilidade para executar a série (pode-se usar a escala Borg de percepção de esforço).

2.5.2 Cuidados e tratamentos da hipoglicemia/hiperglicemia no ambiente escolar e na atividade física

O diabetes é uma doença crônica que requer controle metabólico durante a vida (glicose, lipídios e PA) para reduzir o risco de complicações micro e macrovasculares importantes. Uma vez diagnosticados, os indivíduos com diabetes e suas famílias precisam fazer grandes mudanças nas rotinas diárias, além de aprender habilidades eficazes de autogerenciamento do diabetes para controle da doença. Pessoas com diabetes tipo 1 precisam testar sua glicemia várias vezes ao dia e dosar insulina por meio de injeções ou uma bomba de infusão 24 horas por dia, todos os dias. Demasiada insulina pode resultar em hipoglicemia, convulsões, coma ou morte. A hiperglicemia, com o passar do tempo, leva a danos nos rins, no coração, nos nervos e nos olhos. Mesmo com monitoramento diligente, a maioria das pessoas com diabetes tipo 1 não atinge os níveis de glicose alvo recomendados. Nos Estados Unidos, apenas uma em cada cinco crianças atingem as metas glicêmicas e o paciente passa, em média 7 horas por dia hiperglicêmico e mais de 90 minutos hipoglicêmico (Agiostratidou et al., 2017).

A escola constitui parte significativa da vida de cada criança. Desenvolver diabetes na infância pode influenciar negativamente a vivência escolar. Controle glicêmico deficiente, glicose alta persistente e hipoglicemia frequente podem afetar diretamente a função cognitiva, ainda mais naqueles que desenvolvem diabetes antes de iniciar a escola primária. Infelizmente, em muitos países as escolas não têm apoio de pessoal clínico com experiência em diabetes, ou recursos de informação e educação apropriados para a idade disponíveis. São necessárias estratégias para ajudar crianças, adolescentes e suas famílias a lidar com o diabetes na escola, bem como informar e auxiliar o corpo docente e administrativo responsável (Chinnici et al., 2019).

Um ambiente escolar não equipado para alunos com diabetes pode interferir no controle glicêmico, colocando-os em alto risco de complicações agudas. Vários estudos já identificaram problemas no apoio dado à gestão do diabetes tipo 1 em ambiente escolar, muitas vezes relacionados com a falta de formação do pessoal escolar para lidar com as emergências da doença, como episódios de hipo ou hiperglicemia. Essas crianças realmente precisam que os colaboradores da escola tenham conhecimentos e competências básicas para proporcionar um ambiente seguro. Os pais e a equipe de saúde responsável devem trabalhar em conjunto para fornecer ao sistema escolar e demais cuidadores as informações necessárias, para que as crianças possam participar de maneira plena e segura de todos os ambientes educativos e de lazer (Dixe et al., 2020).

A atividade física está associada a flutuações de glicose no sangue, levando à hipo ou hiperglicemia. O medo da hipoglicemia parece ser o motivo mais comum para evitar exercícios físicos em crianças e adolescentes. Portanto, abordar o manejo adequado do regime de insulina e da ingestão de carboidratos é importante para evitar essas flutuações no controle glicêmico, para segurança e para tranquilizar a criança/adolescente e familiares. A **hipoglicemia grave** pode estar relacionada à captação de glicose, dependente e independente de insulina. A **hipoglicemia precoce** ocorre imediatamente após o exercício físico. A **hipoglicemia tardia ou noturna** pode ocorrer muitas horas após a atividade física, durante a noite, após períodos de atividade à tarde e à noite; está mais frequentemente relacionada a um aumento na sensibilidade à insulina pós-exercício, mas também pode ser referente à diminuição da resposta contrarreguladora ou à falta de ajuste da insulina antes do exercício. A participação esportiva requer maior monitoramento da glicemia, e isso pode se tornar uma barreira na participação esportiva. Por outro lado, a hiperglicemia induzida pelo exercício pode ser observada devido a um aumento da resposta adrenal relacionado com a atividade física, com o exercício físico ou episódios curtos e intensos de atividade anaeróbica. A incompatibilidade de dose de insulina e carboidratos também pode resultar em hiperglicemia, seja por subinsulinização, seja por ingestão excessiva de alimentos ou carboidratos antes ou durante o exercício (Nadella; Indyk; Kamboj, 2017).

Logo, uma abordagem adequada para otimizar o controle glicêmico no período de exercício e antes deste envolve monitoramento adequado da glicemia, suplementação oportuna de carboidratos e ajustes adequados de insulina. Tudo isso pode ser implementado com o desenvolvimento de um abrangente plano de cuidados com o diabetes, para abordagem em equipe, a fim de equilibrar a ingestão de carboidratos e a administração de insulina, para alcançar a glicemia estável durante a atividade física, ou o mais próximo possível (Jimenez et al., 2007).

▮▮▮ *Avaliação pré-participação*

As crianças devem ser submetidas a uma avaliação pré-participação para identificar quaisquer fatores de risco e diminuir a possibilidade de danos médicos ao indivíduo. Também é uma oportunidade para fornecer orientação antecipada. Devem ser explorados todos os aspectos da história médica de um indivíduo, e não apenas a história relacionada ao esporte ou à atividade física. Em jovens com e sem diabetes, a história e o exame cardiovascular são alguns dos aspectos mais importantes da avaliação pré-participação. Visitas regulares ao endocrinologista pediátrico e comunicação frequente com a equipe da escola são medidas importantes para melhorar o controle glicêmico. Estratégias para evitar hipo ou hiperglicemia relacionada ao exercício devem ser discutidas, além de avaliação periódica da hemoglobina glicosilada (HbA1c) e controle glicêmico. Atenção especial deve ser dada aos riscos potenciais de prevenção de complicações microvasculares e preocupações relacionadas, incluindo PA e risco de desenvolver hipertensão. Indivíduos com complicações mais avançadas, como retinopatia proliferativa ou neuropatia, devem evitar exercícios e atividades que possam causar aumento súbito da PA. Recomendações de cuidados adequados com os pés para todos os atletas também devem estar no radar (Nadella; Indyk; Kamboj, 2017).

▌▌▌ *Abordagem antes do exercício*

Na fase de preparação para a atividade esportiva ou para a participação em qualquer atividade física, recomenda-se uma refeição bem balanceada com carboidratos (CHO), proteína e gordura cerca de 3 a 4 horas antes do exercício. Ao mesmo tempo, deve-se evitar o exercício durante o pico de ação da insulina. Além disso, em indivíduos com DM1, é recomendável o consumo de 1-2 gramas de carboidratos/quilograma de peso corporal (g CHO/kg) sem cobertura de insulina 1 hora antes do início do exercício, para atividades planejadas de maior duração. Uma verificação de glicemia pré-exercício é essencial, pois pode orientar a dosagem de carboidratos pré-exercício e os ajustes da dose de insulina (Chinnici et al., 2019).

As metas de glicose no sangue pré-exercício geralmente recomendadas são na faixa de 90 a 250 mg/dL. Abaixo do limiar de glicemia de 90 mg/dL, recomenda-se um lanche de carboidrato pré-exercício; atividade física intensa deve ser evitada. Dentro dessa faixa-alvo, o exercício pode ser iniciado com consumo regular de carboidratos dependendo da intensidade, do tipo de exercício e da quantidade de insulina ativa presente. Se os níveis de glicose forem superiores a 250 mg/dL, o exercício deve ser realizado com correção conservadora da insulina administrada. Hipoglicemia grave, isto é, glicemia menor que 50 mg/dL, ou hipoglicemia que requer assistência nas 24 horas anteriores também deve ser uma contraindicação relativa ao exercício. Se o praticante de esportes estiver na faixa euglicêmica, ou seja, dentro no padrão considerado normal, como mencionada anteriormente, e nenhum ajuste compensatório de insulina tiver sido feito no período anterior à atividade, é importante adicionar um lanche de carboidratos antes de iniciar a atividade física para evitar o risco de hipoglicemia. As diretrizes para adultos indicam o consumo de 10 a 15 gramas de carboidratos antes do início do exercício; para crianças, a quantidade de carboidratos depende muito do nível de glicose no sangue antes do início da atividade, da duração e da intensidade da atividade física. Manter a hidratação é um fator extremamente importante nesse contexto mais amplo, não relacionado diretamente à insulina e aos carboidratos. A ingestão adequada de líquidos deve ser mantida nos períodos pré, intra e pós-atividade para prevenir a desidratação (Jimenez et al., 2007).

Abordagem durante o exercício

O monitoramento regular da glicemia deve ser realizado e as doses de carboidratos e/ou insulina devem ser consideradas com o objetivo de manter a glicemia na faixa de 120 a 180 mg/dL, embora uma abordagem individualizada seja sempre a melhor opção. Para atividades mais extenuantes e prolongadas, normalmente é necessária suplementação adicional de carboidratos para reabastecer os estoques. A quantidade de ingestão de carboidratos deve ser de cerca de 0,5-1,5 g CHO/kg para cada hora de atividade extenuante e de 1-1,5 g CHO/kg na extremidade superior da faixa, se as doses de insulina pré-exercício não tiverem sido reduzidas (Nadella; Indyk; Kamboj, 2017).

ⅠⅠⅠ *Abordagem após o exercício*

Deve-se considerar a substituição de carboidratos imediatamente após o exercício. Em razão do efeito retardado da hipoglicemia, é prudente o monitoramento da glicemia de hora em hora e durante a noite (se a atividade for à tarde ou à noite). Acredita-se que as alterações na sensibilidade à insulina pós-exercício sejam um dos muitos mecanismos que causam hipoglicemia tardia, e esse efeito é observado particularmente após exercícios intermitentes de alta intensidade (Chinnici et al., 2019).

2.6 Gerenciamento da atividade física em crianças e adolescentes com DM2

O manejo de crianças e adolescentes com DM2 é único, pois combina componentes comportamentais, dietéticos, de atividade física e do estilo de vida, além de possíveis intervenções farmacêuticas. A obesidade é o principal problema para a maioria dos pacientes adolescentes com DM2, e a autogestão do exercício e da atividade física é parte integrante do controle da doença. Os principais objetivos do exercício são facilitar a regulação da glicemia, melhorar a ação da insulina e o metabolismo de gorduras e proteínas, evitar complicações diabéticas e aumentar a expectativa de vida. Os jovens devem compreender a importância da rotina de exercícios, que os ajuda a queimar calorias, perder o excesso de peso e controlar os níveis de glicose. Além disso, a combinação de mudanças na dieta e exercícios regulares ajuda a manter o peso ideal e motivar a perda de peso em pessoas com sobrepeso/obesidade (Eva et al., 2018).

> **Importante!**
>
> Recomendações sobre estilo de vida para pacientes com diabetes, segundo a Associação Americana de Controle da Diabetes (ADA) (Arslanian et al., 2018, p. 2.649-2.650, tradução nossa):
>
> - Jovens com sobrepeso/obesidade e diabetes tipo 2 e suas famílias devem receber programas de estilo de vida abrangentes e culturalmente apropriados, integrados ao controle do diabetes, com o objetivo de alcançar uma redução de 7 a 10% no excesso de peso.
> - Dada a necessidade de controle de peso a longo prazo e de manejo do estilo de vida para crianças e adolescentes com diabetes tipo 2, a intervenção deve ser baseada em um modelo de cuidado crônico e oferecida no contexto do cuidado do diabetes.
> - Jovens com diabetes, como todas as crianças, devem ser incentivados a fazer pelo menos de 30 a 60 minutos de atividade física moderada a vigorosa, pelo menos 5 dias por semana (e treinamento de força pelo menos 3 dias por semana), e a diminuir o comportamento sedentário.
> - A nutrição para jovens com diabetes tipo 2, como todas as crianças, deve se concentrar em padrões alimentares saudáveis que enfatizem o consumo de alimentos ricos em nutrientes e de alta qualidade e que diminuam o consumo de alimentos ricos em calorias e pobres em nutrientes, principalmente bebidas com adição de açúcar.

▐▐▐ *Síntese*

Neste capítulo, explicamos que o diabetes é uma doença que ocorre quando a glicose no sangue está muito alta. A glicose é a principal fonte de energia do indivíduo e provém dos alimentos que ele ingere. A insulina, hormônio produzido pelo pâncreas, ajuda a glicose dos alimentos a entrar nas células para ser usada como energia. Às vezes, o corpo não produz insulina suficiente – ou nenhuma – ou não a usa bem; desse modo, a glicose permanece no sangue e não atinge as células. Com o tempo, ter muita glicose no sangue pode causar problemas de saúde. Porém, embora o diabetes não tenha cura, é possível adotar medidas para controlar a doença e manter a pessoa saudável.

As formas mais comuns de diabetes são tipo 1 e tipo 2. Ambas podem ocorrer em qualquer idade, mas as crianças são mais propensas a serem diagnosticadas com diabetes tipo 1. As crianças podem levar uma vida normal se a doença for mantida sob controle. O manejo concentra-se no monitoramento do açúcar no sangue, no tratamento com a terapia com insulina, administrada por meio de várias injeções ao dia ou de uma bomba de insulina, e na manutenção de uma dieta saudável e de atividade física regular. Portanto, manter os níveis de açúcar no sangue dentro de uma faixa normal é importante e diminui o risco de problemas de saúde a longo prazo.

Nas crianças, as tarefas de autocuidado precisam de supervisão dos pais para garantir que o diabetes permaneça sob controle de acordo com as diretrizes médicas, a fim de evitar a hipo ou hiperinsulinemia. A primeira, hipoinsulinemia, pode fazer retornar os principais sintomas do diabetes (perda de peso, aumento da micção, sede e apetite). Já a segunda, hiperinsulinemia, pode fazer com que o açúcar no sangue fique muito baixo (hipoglicemia), causando tremores, batimentos cardíacos acelerados, náusea, fadiga, fraqueza e até perda de consciência.

E como as crianças passam quase metade de suas horas de vigília na escola, o cuidado confiável do diabetes durante o dia escolar é realmente importante. Algumas informações relevantes devem ser difundidas para o gerenciamento e o tratamento adequados do diabetes, a saber:

- verificação da faixa-alvo de açúcar no sangue e se o aluno precisa de ajuda para auferir o nível as taxas glicêmicas;
- atenção aos sintomas específicos de baixo nível de açúcar no sangue (hipoglicemia) e como tratar;
- aplicação de insulina ou outro medicamento usado;
- atenção aos planos de refeições e lanches, inclusive para eventos especiais;
- gerenciamento da atividade física/esportes.

Embora as melhorias tecnológicas recebam o crédito por fornecer avanços na pesquisa, no tratamento e no manejo do diabetes tipo 1, são necessários mais estudos pediátricos para abordar as características únicas dessa doença durante cada estágio de desenvolvimento, desde a infância até a adolescência e a idade adulta.

Atividades de autoavaliação

1. Leia o trecho a seguir:

    "síndrome de etiologia múltipla decorrente da falta de insulina e/ou da incapacidade de a insulina exercer seus efeitos adequadamente. Caracteriza-se por uma hiperglicemia crônica com distúrbios do metabolismo dos carboidratos, lipídeos e proteínas" (Martins; Romeu; Matos, 2008, p. 3).

    O texto faz referência a:
    a) pancreatite.
    b) diabetes mellitus.
    c) hipertrofia ovariana.
    d) hipertensão arterial sistêmica.
    e) Nenhuma das alternativas anteriores.

2. Os critérios para diagnóstico de diabetes tipo 1 na infância e na adolescência são:
   a) Sintomas clínicos típicos + glicemia em qualquer horário do dia, independentemente da última refeição > 200 mg/dL ou glicemia de jejum > 126 mg/dL em duas ocasiões.
   b) Sintomas clínicos típicos + glicemia em qualquer horário do dia, independentemente da última refeição > 150 mg/dL ou glicemia de jejum > 130 mg/dL em duas ocasiões.
   c) Sintomas clínicos típicos + glicemia em qualquer horário do dia, independentemente da última refeição > 180 mg/dL ou glicemia de jejum > 126 mg/dL em duas ocasiões.
   d) Sintomas clínicos típicos + glicemia em qualquer horário do dia, independentemente da última refeição > 220 mg/dL ou glicemia de jejum > 130 mg/dL em duas ocasiões.
   e) Sintomas clínicos típicos + glicemia em qualquer horário do dia, independentemente da última refeição > 240 mg/dL ou glicemia de jejum > 130 mg/dL em duas ocasiões.

3. A glicemia de jejum é considerada alterada quando a glicemia estiver:
   a) acima de 100 mg/dL.
   b) acima de 120 mg/dL.
   c) abaixo de 100 mg/dL.
   d) abaixo de 90 mg/dL.
   e) Nenhuma das alternativas anteriores.

4. Diabetes é um importante e crescente problema de saúde para todos os países, independentemente do grau de desenvolvimento. O cuidado nutricional é uma das partes mais desafiadoras do tratamento e das estratégias de mudança do estilo de vida. A relevância da terapia nutricional no tratamento do DM tem sido enfatizada desde a sua descoberta, bem como seu papel desafiador na prevenção, no gerenciamento da doença e

na prevenção do desenvolvimento das complicações decorrentes, segundo as diretrizes da Sociedade Brasileira de Diabetes de 2023 (Silva et al., 2023).

Com base no texto anterior, assinale a alternativa correta:

a) O texto está certo, pois o diabetes tipo 1 pode ser retardado pelo estilo de vida.
b) O texto está errado, pois o diabetes tipo 1 tem componentes genéticos que não podem ser previstos.
c) O texto está certo, pois o diabetes pode ser retardado, mas, para tanto, a atividade física deve ser priorizada.
d) O texto está errado, pois o estilo de vida não interfere no desenvolvimento do diabetes.
e) Nenhuma alternativa está correta.

5. O diabetes não controlado pode provocar, a longo prazo, disfunção e falência de vários órgãos. As complicações podem ser classificadas em complicações agudas e crônicas. Qual das alternativas a seguir é considerada uma complicação crônica do DM?

a) Cetoacidose.
b) Coma hiperosmolar.
c) Neuropatia diabética.
d) Dores articulares.
e) Cegueira noturna.

Questões para reflexão

1. Como deve ser a abordagem da família de uma criança recentemente diagnosticada com diabetes tipo 1?

2. Ao contrário do DM1, que não pode ser evitado, o DM2 pode ser retardado ou evitado por meio de modificações do estilo de vida. Quais as principais recomendações da Associação Americana de Controle da Diabetes (ADA) sobre estilo de vida em pacientes diabéticos?

Atividade aplicada: prática

1. Realize uma pesquisa sobre as diretrizes da Sociedade Brasileira de Diabetes a respeito do uso de tecnologia para melhor gerenciamento da glicemia e outras formas mais acessíveis. Depois de ter se familiarizado com o assunto, elabore cartazes com orientações para pais, alunos e professores de escolas públicas sobre a importância da atividade física para pessoas diabéticas.

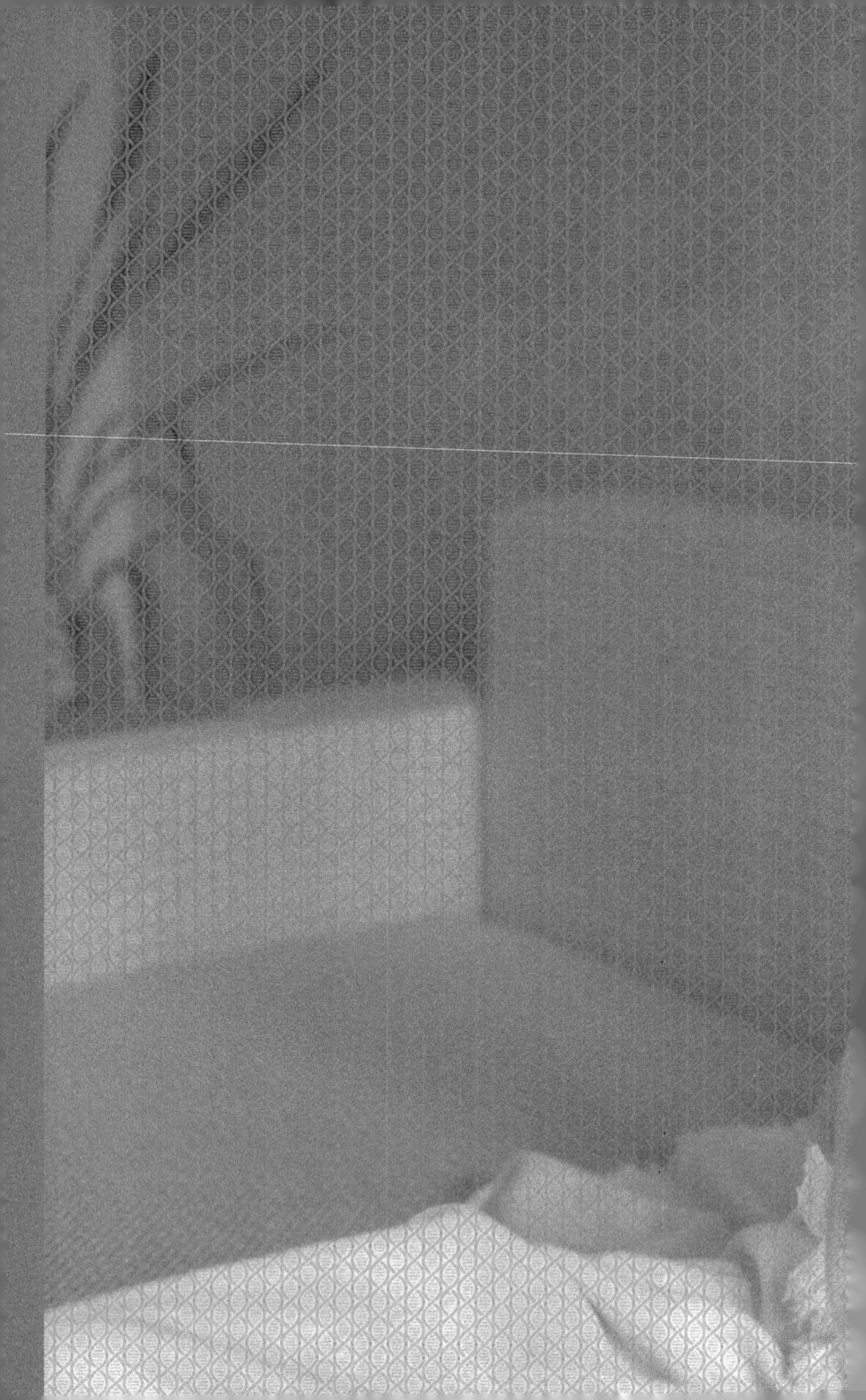

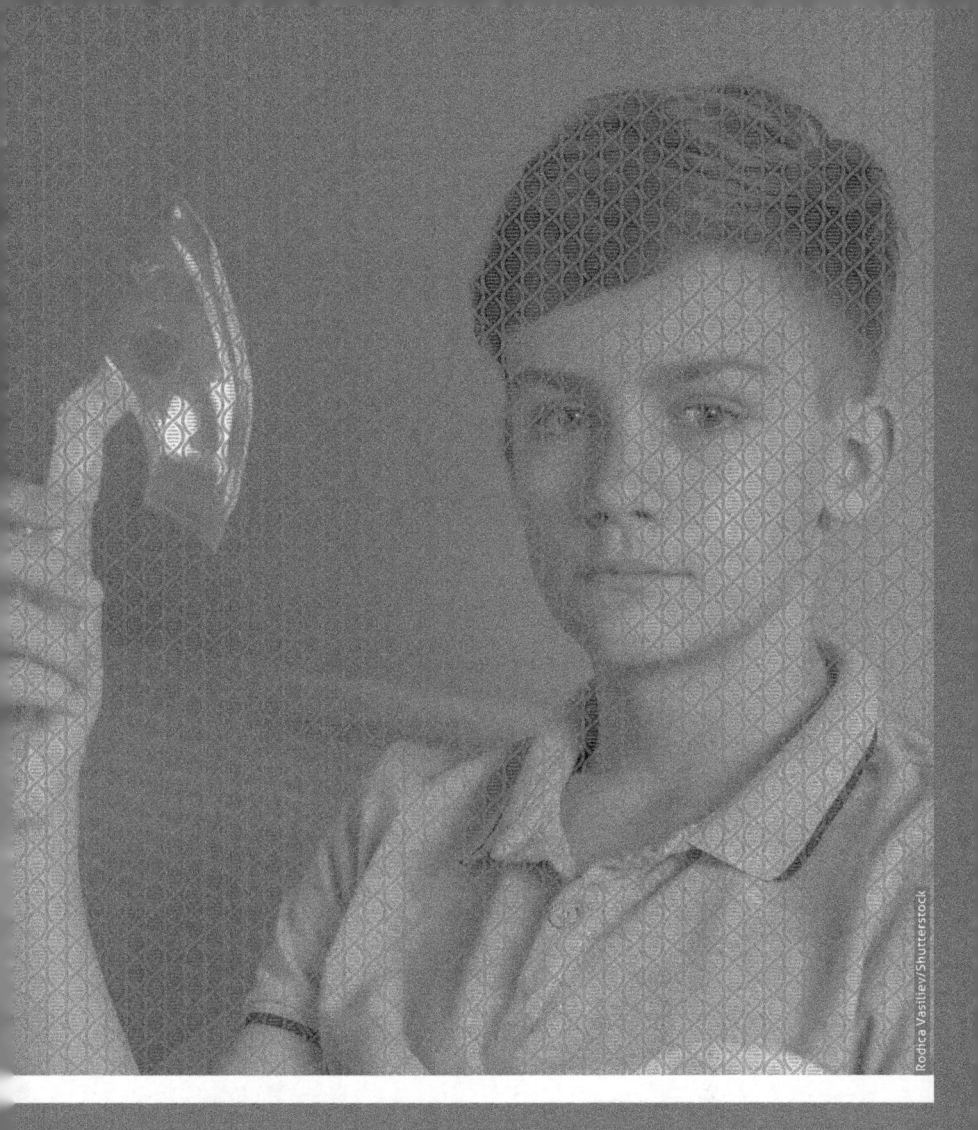

Capítulo 3

Asma e outras doenças respiratórias

A **asma** infantil pode causar incômodos e apresentar sintomas diários que interferem em brincadeiras, esportes, escola e sono. Em algumas crianças, a asma não controlada pode causar ataques perigosos. Já a bronquite aguda é uma síndrome clínica produzida pela inflamação de traqueia, brônquios e bronquíolos; em crianças, geralmente ocorre em associação com infecção viral do trato respiratório inferior. No entanto, a bronquite crônica é rara em crianças, pois a causa mais comum é o tabagismo. A fibrose cística, por sua vez, é uma condição hereditária (genética) encontrada em crianças que afeta a maneira como o sal e a água entram e saem das células, o que afeta as glândulas que produzem muco, lágrimas, suor, saliva e sucos digestivos, causando sérios problemas de saúde.

A asma é a doença respiratória crônica mais comum que afeta pessoas desde a infância até a idade adulta. Caracteriza-se por limitação variável do fluxo aéreo expiratório, apresentando-se classicamente com episódios de sibilos, dispneia, opressão torácica e/ou tosse. Tem um fardo significativo para a saúde global. A Organização Mundial de Saúde (OMS) publicou estimativas sugerindo que mais de 235 milhões de pessoas em todo o mundo são afetadas pela asma e que mais de 380 mil mortes foram atribuídas à asma em um período de 12 meses, muitas das quais são evitáveis (Barcik et al., 2020).

Existe uma grande variação geográfica na prevalência, gravidade e mortalidade da asma. Embora a prevalência seja maior em países de alta renda, a maior parte da mortalidade relacionada à asma ocorre em países de renda média-baixa (Dharmage; Perret; Custovic, 2019).

Os padrões de incidência e prevalência de asma se diferem entre crianças e adultos. É bem conhecido que a asma normalmente começa na infância, mas pode ocorrer em qualquer momento da vida, com alguns desenvolvendo asma pela primeira vez na idade adulta. A incidência e prevalência de asma são maiores em crianças, mas o uso de serviços de saúde relacionados à doença e a mortalidade são maiores em adultos. Curiosamente, tais índices se diferem por sexo no decorrer da vida. Meninos pré-púberes têm maior incidência, prevalência e taxa de hospitalização de asma do que meninas da mesma idade, porém essa tendência se reverte durante a adolescência (Trivedi; Denton, 2019).

Apesar dos avanços no tratamento da asma nas últimas décadas, ainda há ganhos a serem alcançados em melhoria da educação do paciente, empregando novas abordagens diagnósticas e implementando o gerenciamento personalizado de casos (Dharmage; Perret; Custovic, 2019).

3.1 Patologia da asma

A asma é caracterizada pela ação das vias aéreas que leva à obstrução reversível do fluxo aéreo, em associação com hiper-responsividade das vias aéreas (VA) e inflamação destas (Santos et al., 2022).

Geralmente, a maioria dos sintomas de asma começa na infância, com a sensibilização a alérgenos comuns inalados, como ácaros da poeira doméstica, baratas, pelos de animais, fungos e pólens. Muitos estudos básicos e clínicos sugerem que a inflamação das vias aéreas é uma chave central para a fisiopatologia da doença. A existência de inflamação crônica das vias aéreas na asma é reconhecida há mais de um século, e tal inflamação é induzida pela liberação de potentes mediadores químicos das células inflamatórias. Como resultado da inflamação crônica das VA, ocorre remodelação das vias aéreas, caracterizada pelo espessamento de todos os compartimentos da parede das vias aéreas (Kudo; Ishigatsubo; Aoki, 2013).

A hipótese da higiene tem sido utilizada para explicar o aumento das doenças alérgicas desde a industrialização e a urbanização e a maior incidência de doenças alérgicas nos países mais desenvolvidos. A hipótese agora se expandiu para incluir a exposição a bactérias e parasitas simbióticos como importantes moduladores do desenvolvimento do sistema imunológico, juntamente de agentes infecciosos (Amaral; Pimenta; Sant'ana, 2018).

Há pouca informação sobre a patologia da asma na primeira infância, pois há dificuldades no diagnóstico preciso nessa idade e dilemas éticos, aliados a uma natural reticência por parte dos pesquisadores em realizar estudos invasivos em crianças muito pequenas. Os poucos estudos existentes sugerem que há pouca diferença entre a patologia estrutural da asma em crianças e em adultos. É provável, no entanto, que o impacto fisiológico da patologia asmática das vias aéreas na primeira infância difere de seu impacto na vida adulta (Drake; Simpson; Fowler, 2019).

3.1.1 Estrutura normal das vias aéreas

As vias aéreas condutoras são revestidas por epitélio, e suas paredes contêm glândulas produtoras de muco, cartilagem, músculo liso e tecido conjuntivo. Um epitélio colunar pseudoestratificado, composto principalmente de células caliciformes e ciliadas, reveste as vias aéreas centrais e diminui gradualmente em altura para formar um revestimento cúbico baixo nas vias aéreas de condução distais. Uma camada fina e viscosa de fluido que cobre a superfície epitelial das vias aéreas condutoras encontra-se no topo de uma camada mais espessa de fluido periciliar, menos viscoso. As glândulas secretoras de muco brônquico são responsáveis por cerca de 12% da espessura da parede nos brônquios principais e diminuem gradualmente em número e tamanho nas vias aéreas de condução periféricas. Os brônquios esvaziam suas secreções através de dutos na superfície das vias aéreas. A cartilagem compõe cerca de 30% da espessura da parede no tronco principal e nos brônquios lobares e diminui à medida que não está mais presente nos bronquíolos. Os bronquíolos são definidos, portanto, pela ausência de cartilagem ou glândulas mucosas e representam as menores vias aéreas puramente condutoras da árvore traqueobrônquica. O músculo liso compõe cerca de 5% da espessura da parede das vias aéreas no brônquio principal, aumentando gradualmente até cerca de 20% da espessura da parede nos bronquíolos. Os bronquíolos respiratórios são definidos pela presença de aberturas alveolares em sua superfície luminal. O número dessas aberturas aumenta progressivamente ao longo da árvore brônquica até cobrir toda a superfície das vias aéreas nos ductos e nos sacos alveolares (McKay; Hogg, 2002).

O suprimento sanguíneo brônquico vem da aorta e das artérias intercostais, que alimentam um plexo de vasos relativamente grandes na parede externa das vias aéreas. Esse plexo é conectado por vasos que passam pelo músculo a um plexo de vasos menores na submucosa. Esses plexos vasculares adventícios e submucosos são perfundidos em série. A maioria das arteríolas que suprem os vasos submucosos e as veias que os drenam estão na adventícia, e a maioria dos vasos capilares está na submucosa. O sangue que supre as vias aéreas centrais drena através das veias brônquicas para o sistema venoso sistêmico, e o suprimento sanguíneo para as vias aéreas periféricas drena para as veias pulmonares. Esse sistema vascular divide convenientemente a parede das vias aéreas em compartimentos adventício e submucoso, que são supridos por conjuntos separados de vasos e podem montar diferentes tipos de reação inflamatória (Pereira, 2020).

Figura 3.1 Anatomia e fisiologia de um pulmão normal

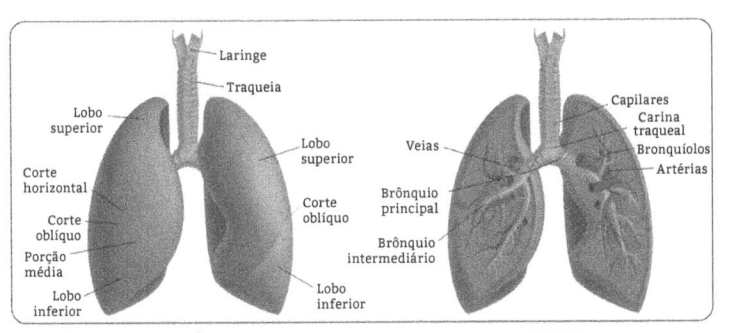

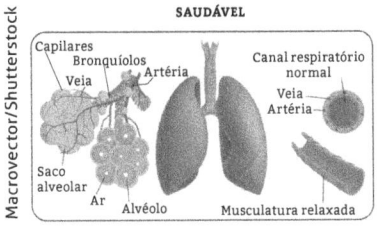

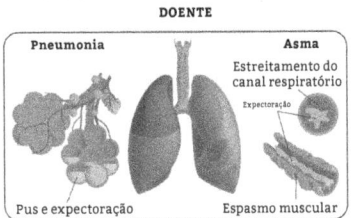

3.1.2 Estrutura das vias aéreas asmáticas

A estrutura multicelular dinâmica do epitélio das vias aéreas permite a adaptabilidade ao ambiente. A barreira respiratória deve ter plasticidade durante os processos de desenvolvimento, maturação e regeneração em lesões. Um dos processos compensatórios mais importantes do epitélio é a diferenciação das células progenitoras em células ciliadas ou produtoras de muco. Foi demonstrado que a diferenciação é baseada em um "programa mestre" que define o destino das células ciliadas ou caliciformes dependendo da exposição ambiental (Xu-Chen et al., 2021).

Estudos de patologia da asma sugerem que o processo de remodelação engrossa tanto a parede interna quanto a externa das vias aéreas. Acredita-se que as paredes mais espessas interferem no lúmen das vias aéreas, causando estreitamento e limitação do fluxo aéreo. A remodelação da parede das vias aéreas também pode alterar suas propriedades mecânicas, contribuindo para a alteração do calibre luminal. De fato, estudos *post mortem* mostram que, nas vias aéreas de pessoas com asma, o espessamento da parede por si só pode explicar uma proporção substancial da hiper-responsividade das vias aéreas que é característica da asma. Exemplos de remodelação da parede das vias aéreas que foram bem documentados em adultos com asma incluem aumento da área do músculo liso e do número e tamanho dos vasos sanguíneos na parede das vias aéreas, hiperplasia de células caliciformes, edema da parede das vias aéreas, ruptura das células epiteliais e espessamento da camada de colágeno da membrana basal subepitelial (McKay; Hogg, 2002).

Figura 3.2 Anatomia e fisiologia de um pulmão asmático

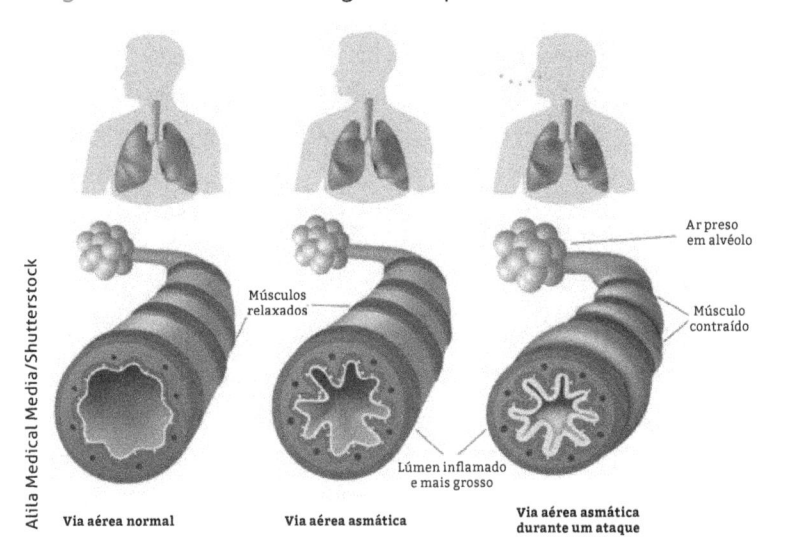

Via aérea normal — Músculos relaxados
Via aérea asmática — Lúmen inflamado e mais grosso
Via aérea asmática durante um ataque — Ar preso em alvéolo, Músculo contraído

Alila Medical Media/Shutterstock

Está claro há algum tempo que a asma é uma doença inflamatória. Estudos têm mostrado consistentemente que as paredes das vias aéreas de pessoas com asma exibem um infiltrado inflamatório predominantemente eosinofílico, juntamente com alguns mastócitos, linfócitos e neutrófilos ligados a tecidos. Esse processo inflamatório adiciona um exsudato de fluido e células ao fluido que reveste a superfície das vias aéreas. O exsudato é derivado dos microvasos da submucosa sob o controle de um grande número de mediadores inflamatórios. O muco é adicionado das glândulas epiteliais e das células secretoras de muco no epitélio superficial. Um acúmulo desse exsudato inflamatório com muco no lúmen é comumente referido como *tampão mucoso das vias aéreas*, uma característica da asma que pode ser um componente-chave dos episódios fatais. Estudos apontam que pessoas com asma apresentaram uma média de 37% de oclusão das vias aéreas asmáticas por muco e 23% de oclusão por células, em comparação com 6% e 3% respectivamente em pessoas sem asma (Hough et al., 2020).

3.1.3 Estrutura das vias aéreas asmáticas na infância

Uma característica importante das células epiteliais das vias aéreas é sua capacidade inata de reconhecer o perigo na barreira respiratória. Isso é crítico no início da vida, pois, para sobreviver, os seres humanos precisam ser capazes de reconhecer patógenos e riscos ambientais assim que nascem. Isso precisa acontecer desde o início da vida, antes que a imunidade adaptativa seja gerada. Felizmente, a evolução permitiu que células em contato direto com o ambiente expressassem receptores inatos que reconhecem padrões moleculares específicos associados a patógenos comuns encontrados na barreira mucosa (Xu-Chen et al., 2021).

Os poucos estudos da patologia da asma em crianças não permitiram definir a natureza precisa ou a magnitude do remodelamento da parede das vias aéreas na infância. Durante a infância (quando o sistema imunológico não está totalmente maduro), infecções respiratórias recorrentes podem induzir danos no pulmão em desenvolvimento e alterar sua função por meio da ruptura da integridade da barreira epitelial. Isso pode ter uma impressão de longo prazo no pulmão e o desenvolvimento subsequente de asma na primeira infância e de início tardio (Mthembu et al., 2021).

Figura 3.3 Desenvolvimento do pulmão humano

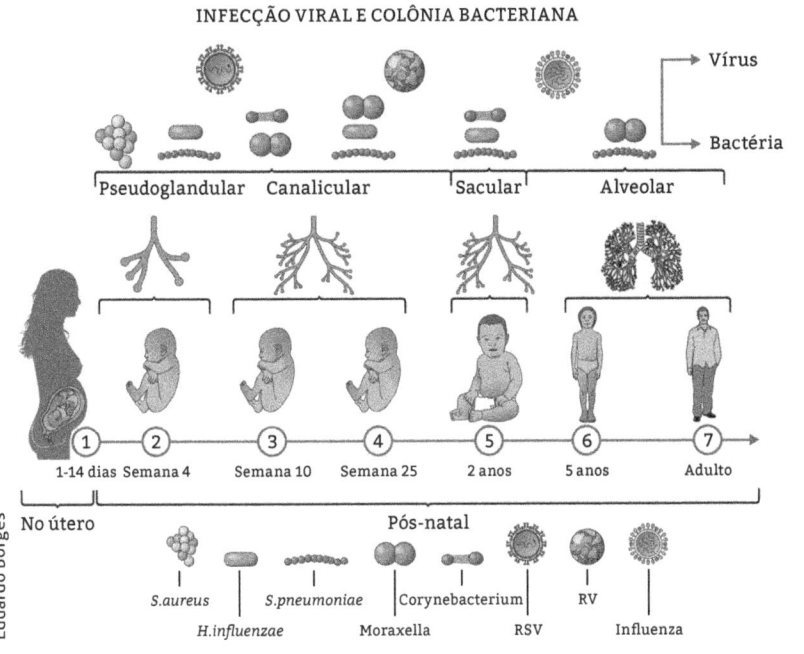

INFECÇÃO VIRAL E COLÔNIA BACTERIANA

Pseudoglandular — Canalicular — Sacular — Alveolar

→ Vírus
→ Bactéria

① 1-14 dias — ② Semana 4 — ③ Semana 10 — ④ Semana 25 — ⑤ 2 anos — ⑥ 5 anos — ⑦ Adulto

No útero | Pós-natal

S. aureus, *H. influenzae*, *S. pneumoniae*, Corynebacterium, Moraxella, RSV, RV, Influenza

Fonte: Mthembu et al., 2021, p. 3, tradução nossa.

3.1.4 Função pulmonar deficiente em idade precoce e desenvolvimento de asma em crianças

O período de 0 a 6 anos é crucial, pois é nessa fase que a maioria dos casos de asma é relatada. A função pulmonar deficiente na infância foi identificada como um dos fatores predisponentes da asma de início na infância. A sibilância no primeiro ano de vida é uma característica fundamental da função pulmonar prejudicada resultante de infecções respiratórias recorrentes durante a infância. Um estudo longitudinal que acompanhou crianças desde o nascimento até os 6 anos de idade relatou que quase metade das crianças apresentava episódios recorrentes de sibilância aos 6 anos de idade, além de sinais de diminuição da função pulmonar e de infecção respiratória nas vias aéreas inferiores aos 3 anos de idade como a principal causa de sibilos associada à predisposição à asma. Mais de duas décadas depois, outro estudo de acompanhamento liderado relatou ainda que os sibilos na infância são um fator de risco para o desenvolvimento subsequente de asma em adultos que foram acompanhados por 50 anos (Mthembu et al., 2021; Tai et al., 2014).

Considerando que a asma na adolescência está ligada à sibilância durante os primeiros 6 anos de vida e subsequente função pulmonar defeituosa, é, portanto, razoável inferir que a má função pulmonar no início da vida não apenas predispõe as crianças ao desenvolvimento de asma, mas também pode ser a razão por trás da gravidade da doença em adultos (Mthembu et al., 2021).

Vários fatores de risco têm sido associados à má função pulmonar em crianças, o que leva a uma má qualidade de vida. Estes incluem tabagismo materno, parto prematuro, peso ao nascer, uso pesado de antibióticos amplos em idade precoce, poluição do ar, infecções respiratórias e, em algumas partes do mundo, exposição ao vírus da imunodeficiência humana (HIV) no útero. Os mecanismos de como esses fatores ambientais influenciam a função pulmonar não são claros. Tem havido algumas sugestões de que o espessamento da membrana basal reticular do músculo liso das vias aéreas na adolescência pode estar relacionado a alterações funcionais precoces que ocorrem nos primeiros anos de vida (Hough et al., 2020).

A asma é uma doença hereditária e genética em que o hospedeiro desempenha um papel crucial na susceptibilidade à doença. Estudos apontam que os desfechos clínicos e da função pulmonar na vida adulta é fortemente determinado pela gravidade da asma na infância. A função pulmonar reduzida observada em adultos é estabelecida na infância e não parece diminuir mais rapidamente na idade adulta, apesar dos sintomas contínuos (Tai et al., 2014).

3.2 Infecções virais e asma na primeira infância

A associação entre infecções virais e asma na primeira infância é uma área de interesse de pesquisa, e os avanços nos métodos de detecção de vírus, como a reação em cadeia da polimerase mais sensível, impulsionaram a detecção precoce de diferentes genótipos virais. A genética do hospedeiro e outros agentes ambientais externos têm sido associados à exacerbação da asma em crianças pequenas. Acredita-se que as infecções virais sejam os principais desencadeantes da exacerbação da asma, representando 80-95% em crianças em comparação com 75-80% em adultos. As infecções virais respiratórias são importantes agentes causadores de muitas doenças respiratórias do trato inferior na primeira infância, variando de episódios de sibilos a bronquiolite mais grave, que pode levar ao desenvolvimento posterior de asma. O vírus sincicial respiratório (VSR) e o rinovírus (RV) são as exacerbações virais mais comuns e frequentemente detectadas em recém-nascidos (Oliver et al., 2014).

3.2.1 Vírus sincicial respiratório (VSR)

É um vírus de RNA de fita negativa envelopado em lipídios, que pertence à família Paramyxoviridae. Sua morfologia é semelhante a outros paramixovírus, incluindo sarampo, caxumba e vírus parainfluenza. Sabe-se que causa a maioria das infecções respiratórias em crianças com idade inferior a um ano. Epidemias sazonais anuais de VSR ocorrem em todo o mundo. Uma sazonalidade clara é vista na zona temperada, com picos no outono, no inverno ou na primavera. Nas áreas tropicais e subtropicais, as epidemias ocorrem nas estações chuvosas. A capacidade do VSR de penetrar nas vias aéreas menores permite que ele se espalhe para partes mais profundas do pulmão, nas quais pode se replicar em pneumócitos tipo 1. São os efeitos combinados da hiperativação imunológica e da replicação viral em muitas partes do pulmão que levam à apoptose das células epiteliais, à descamação e hipersecreção de muco, à obstrução das vias aéreas e à sibilância (Mthembu et al., 2021).

O VSR é a causa isolada mais importante de hospitalização por infecções do trato respiratório em bebês e crianças pequenas em todo o mundo. A infecção primária ocorre em crianças de 6 semanas a 2 anos de idade. Rinorreia, espirros, diminuição do apetite, febre baixa e tosse são sintomas de apresentação comuns. Taquipneia, roncos difusos e sibilos indicando envolvimento do trato respiratório inferior podem ocorrer. Bronquiolite, pneumonia e otite média são complicações comuns. A maioria das crianças se recupera no período entre 7 e 12 dias. Em casos graves, a radiografia de tórax mostra características de pneumonia intersticial com hiperexpansão, consolidação segmentar ou lobar e espessamento peribrônquico; derrame pleural e superinfecção bacteriana são incomuns. A doença grave geralmente ocorre em bebês com menos de 9 meses de idade, particularmente naqueles com doença cardíaca ou respiratória subjacente. Bebês prematuros podem apresentar crises de apneia. Paradoxalmente, o envolvimento do trato respiratório inferior não é comum em recém-nascidos, refletindo os efeitos protetores dos anticorpos maternos. A maioria dos estudos revela que uma proporção substancial de crianças com infecção grave por VSR apresenta função pulmonar diminuída, tosse recorrente e sibilos (Hui; Chan, 2006).

3.2.2 Rinovírus (RV)

É um vírus de RNA de fita não envelopado positivo de pequeno porte que pertence à família Picornaviridae. É amplamente classificado em três sorotipos principais de acordo com seus receptores de ligação ao capsídeo e as sequências genômicas, a saber: RV-A, RV-B e, mais recentemente, RV-C. Nas zonas de clima temperado do mundo, o pico de incidência de infecção por RV geralmente ocorre no período do início do outono até o meio e final da primavera. Lactentes e adolescentes saudáveis infectados podem ser assintomáticos ou podem manifestar sinais e sintomas leves. No entanto, o RV tem sido reconhecido como um dos vírus respiratórios mais comuns detectados em pacientes afetados por muitas infecções, como otite média, crupe, bronquiolite e pneumonia, e exacerbações de doenças pulmonares crônicas subjacentes (McIntyre; Knowles; Simmonds, 2013).

O RV é um patógeno causador de infecção do trato respiratório superior e inferior em crianças e adultos. Nas últimas décadas, observou-se relação com o desenvolvimento posterior de asma e sibilância recorrente na infância, amplamente demonstrada por diversos estudos epidemiológicos. De fato, a resposta imune do hospedeiro contra a infecção viral nos primeiros meses de vida é principalmente mediada por linfócitos que secretam Th2, e essa resposta pode levar à hiper-responsividade brônquica em pacientes predispostos (Vandini et al., 2019).

3.2.3 Vírus da gripe

Os vírus influenza são vírus de RNA de sentido negativo e de tamanho médio, com oito genomas segmentados, pertencentes à família Orthomyxoviridae. Existem quatro tipos de vírus da gripe sazonal: A, B, C e D. As epidemias sazonais são causadas pelos vírus da gripe tipo A e tipo B. A influenza causa a gripe, caracterizada pelo início súbito de febre, tosse (geralmente seca), dores musculares, articulares, de cabeça e garganta, mal-estar intenso e coriza profusa. A tosse pode ser intensa e durar duas semanas ou mais. A febre e outros sintomas costumam desaparecer na maioria dos casos em uma semana, sem a necessidade de atendimento médico. As epidemias de gripe ocorrem anualmente durante o outono e o inverno nas regiões temperadas, e os padrões da doença nas regiões tropicais e subtropicais são menos bem estabelecidos (WHO, 2023b).

Os vírus influenza continuam sendo uma das principais causas de pneumonia grave ou bronquite na primeira infância, apesar da disponibilidade universal de vacinas que previnem infecções em pessoas com menos de 5 anos de idade. Tanto experimental quanto epidemiologicamente, evidências diretas falharam em mostrar associações claras entre infecção viral por influenza e exacerbação de asma na primeira infância em virtude das inconsistências e dos resultados contraditórios em modelos animais ou experimentos de laboratório (Mthembu et al., 2021).

Durante a pandemia da gripe suína em 2009, a asma foi um fator de risco indiscutível associado a complicações do quadro geral do paciente, afetando 10-20% das populações hospitalizadas em todo o mundo e aproximadamente um quarto dos pacientes hospitalizados nos Estados Unidos. O aumento da hospitalização entre asmáticos pode ser atribuído a uma variedade de fatores, incluindo comportamento alterado de busca de saúde (em pais de asmáticos), maior conscientização por conta da cobertura da mídia, triagem acelerada e precauções médicas elevadas. Além disso, os asmáticos são geralmente considerados ineptos para combater as infecções por vírus de modo eficaz em razão do viés imunológico (Veerapandian; Snyder; Samarasinghe, 2018).

3.2.4 Coronavírus (covid-19)

A doença de coronavírus-19 (covid-19) é causada pela síndrome respiratória aguda grave coronavírus-2 (SARS-CoV-2), que pertence à família dos Coronaviridae e à ordem dos Nidovirales.

O SARS-CoV-2 é o último membro descoberto da família dos coronavírus que afeta preferencialmente o trato respiratório (nariz e pulmões). Embora a maior parte dos pacientes com Covid-19 apresente sintomas leves, aproximadamente 20% dos casos têm desfechos de doença mais graves, envolvendo hospitalização ou tratamento intensivo, especialmente naqueles com comorbidades subjacentes, como diabetes e doenças cardiovasculares (Selva et al., 2021).

Desde o primeiro caso pediátrico relatado, de um menino de 10 anos de idade em Wuhan, na China, vários casos de coronavírus foram reportados globalmente em crianças pequenas. Inicialmente, havia uma preocupação crescente de que a asma infantil fosse um fator de risco para desfechos graves da doença. Estudos subsequentes, no entanto, não apoiaram essa visão, argumentando que a asma pediátrica poderia proteger contra a covid-19. A maneira exata pela qual o SARS-CoV-19 se comporta em crianças asmáticas parece ser diferente do que em adultos asmáticos. Dados do Reino Unido associam asma grave a piores resultados em casos adultos de covid-19. Uma resposta potencial para a gravidade diferente entre adultos asmáticos e crianças asmáticas pode estar no fenótipo asmático. A incidência de asma alérgica atinge o pico na primeira infância e diminui com a idade. A asma não alérgica tem baixa prevalência na infância e pico no final da idade adulta (Chatziparasidis; Kantar, 2021).

Logo, a asma infantil demonstrou não ser um fator de risco para complicações da doença. Isso pode ser atribuído tanto à imunidade cruzada de outros coronavírus semelhantes quanto ao menor risco de doenças não transmissíveis, como as cardiovasculares, além de questões relacionadas ao uso de corticosteroides, que pode suprimir a expressão do receptor do vírus (Mthembu et al., 2021).

3.3 Síndrome metabólica e asma

A asma está entre as doenças crônicas mais comuns em todo o mundo. A doença é mal controlada apesar das terapias disponíveis para a maioria dos pacientes, com comprometimento e incapacidade a longo prazo. Entre os fatores que prejudicam o controle dos sintomas e a falta de resposta ao tratamento, deve-se levar em conta a obesidade, conforme orientações recentes (Vijayakanthi; Greally; Rastogi, 2016).

É bem reconhecido que a obesidade e a asma estão epidemiologicamente ligadas. Essa relação também é observada entre asma e outros marcadores da síndrome metabólica, como resistência à insulina e hipertensão, os quais não podem ser explicados apenas pelo aumento da massa corporal. A OMS relata que a obesidade aumentou dramaticamente durante as últimas décadas. Nesse cenário, estima-se que 300 mil mortes por ano são diretamente atribuíveis à obesidade, principalmente por doenças cardíacas, diabetes, câncer, síndrome da apneia obstrutiva do sono (SAOS), artrite e distúrbios psicológicos, levando ao conceito de que a obesidade representa um fator de risco para diversas patologias em diferentes condições clínicas (Serafino-Agrusa; Spatafora; Scichilone, 2015).

Nesse sentido, o sobrepeso e a obesidade demonstraram estar associados de modo dose-dependente ao risco de ter asma, e a obesidade parece ser um fator predisponente para o aparecimento da asma tanto em adultos quanto em crianças, como apontado por vários estudos transversais. Além disso, a obesidade pode tornar a asma mais difícil de controlar e tratar. Curiosamente, as intervenções para perda de peso em pacientes asmáticos graves com obesidade mostraram melhorias substanciais no estado clínico, na função pulmonar, nos sintomas e no controle geral da asma. Além disso, crianças com asma relacionada à obesidade têm um fenótipo de doença mais grave, caracterizado por resposta abaixo do ideal aos medicamentos e menor controle da doença, com maior frequência de atendimentos de emergência e internações. A maior complexidade da doença em crianças obesas pode ser decorrente da menor função pulmonar (Rastogi; Holguin, 2017).

3.3.1 Relação epidemiológica entre asma e síndrome metabólica

Muitos mecanismos podem estar subjacentes à associação obesidade-asma. Eles podem ser: alteração da função pulmonar mediada pela obesidade decorrente da carga mecânica de gordura troncular e/ou inflamação; alteração na ingestão de macro e micronutrientes; estilo de vida sedentário; e comportamentos obesogênicos associados. Ademais, os efeitos imunomoduladores da obesidade, mediados por adipocitocinas, incluindo a leptina, também foram postulados como subjacentes à asma em crianças obesas. No entanto, como nem todas as crianças obesas desenvolvem asma, esses fatores podem desempenhar um papel, porém não explicam a maior predisposição para morbidade pulmonar em algumas crianças obesas, mas não em outras. Portanto, há necessidade de uma melhor identificação de moléculas-chave e biomarcadores que podem predizer o desenvolvimento de asma entre crianças obesas em risco (Vijayakanthi; Greally; Rastogi, 2016).

A asma também tem sido associada à resistência à insulina, à dislipidemia e à síndrome metabólica, medidas de desregulação metabólica que se desenvolvem em algumas crianças obesas, mas não em todas. Diferenças genéticas e epigenéticas em moléculas envolvidas na desregulação metabólica e sua inflamação associada foram encontradas no contexto da asma relacionada à obesidade (Kuschnir et al., 2018).

A resistência à insulina pode ser amplamente definida como uma resposta biológica anormal à insulina, ou seja, a glicose não consegue penetrar nas células com a mesma facilidade e, por isso, acumula-se no sangue. Essa definição ampla permanece indefinida, pois não há teste geralmente aceito para resistência à insulina. Na prática clínica, a resistência à insulina geralmente se refere a um estado em que determinada concentração de insulina está associada a uma resposta de glicose subnormal (Moller; Flier, 1991).

A resistência à insulina está associada ao risco de asma em crianças e adultos. Em adultos não diabéticos, tem sido descrito como fator de risco para diminuição ou declínio acelerado da função pulmonar, mesmo quando controlado pelo IMC. A exposição direta das vias aéreas à insulina está associada à hipertrofia do músculo liso, hiper-responsividade brônquica e remodelação pulmonar. Adultos que inalavam insulina humana (agora descontinuada para uso) podem apresentar tosse e dispneia, juntamente de reduções na função pulmonar e capacidade de difusão do monóxido de carbono do pulmão. A resistência à insulina pode aumentar a reatividade brônquica por meio da inibição dos receptores muscarínicos M2 pré-sinápticos, e a hiperinsulinemia pode interferir nos efeitos anti-inflamatórios da insulina. Também está associada à fraqueza muscular esquelética, incluindo o sistema respiratório, reduzindo a utilização de glicose e induzindo metabolismo anormal de gordura no músculo, o que pode prejudicar a produção de energia nas mitocôndrias. De fato, o ganho de peso excessivo no início da vida está associado ao aumento do risco de resistência à insulina e ao desenvolvimento de asma durante os anos escolares. Da mesma forma, tanto o acúmulo de gordura visceral quanto a resistência à insulina têm sido associados ao desenvolvimento de asma em adultos diabéticos tipo 2 (Arshi et al., 2010).

A dislipidemia e a hipertensão também são fatores de risco para diminuição ou declínio acelerado da função pulmonar. Estudos mostram uma maior prevalência de asma em crianças com níveis séricos elevados de colesterol e triglicérides. Asma e hipertensão coincidem com mais frequência do que o esperado, e sua comorbidade com asma persiste após consideração de excesso de peso, tabagismo e uso de medicamentos específicos (incluindo betabloqueadores não seletivos e corticosteroides sistêmicos). Existem vários genes compartilhados associados à asma e à hipertensão que formam módulos em redes de interação, sugerindo que essa comorbidade pode ser explicada, ao menos em parte, pela regulação genética concordantemente alterada (Pite et al., 2020).

Dessa forma, hiperinsulinemia, dislipidemia e hipertensão precisam ser consideradas, pois também podem estar associadas ao desenvolvimento ou à progressão da asma. Ainda, podem contribuir ou mesmo confundir a relação epidemiológica entre asma e obesidade. Crianças com peso dentro ou mesmo abaixo da faixa saudável podem ser mais suscetíveis a desenvolver asma em razão de distúrbios metabólicos. De fato, crianças com diagnóstico de asma tendem a apresentar níveis séricos de triglicerídeos mais elevados e maiores taxas de resistência à insulina. Essas associações são independentes do sexo, da exposição à fumaça do tabaco e do IMC (Cottrell et al., 2011).

A inflamação é uma característica comum na maioria dos estudos que abordam a disfunção metabólica na asma. A asma é uma doença heterogênea que geralmente se caracteriza por inflamação crônica das vias aéreas. No entanto, há uma crescente valorização da asma como uma doença sistêmica. A inflamação não se restringe às vias aéreas, com profunda comunicação cruzada com outros órgãos à distância por meio de mediadores inflamatórios. Na asma associada à obesidade, o tecido adiposo aumenta as citocinas pró-inflamatórias que levam à inflamação sistêmica desde muito cedo na vida. Desequilíbrios alimentares com excesso calórico e a resultante inflamação associada ao metabolismo afetam profundamente o sistema imunológico (Pite et al., 2020).

Assim, podemos concluir que as evidências atuais expandiram amplamente a visão profissional sobre disfunção metabólica e asma. A obesidade é um fator de risco bem reconhecido para a asma durante a vida, que geralmente está associada a uma pior resposta aos tratamentos disponíveis, tornando a doença mais grave e refratária. No entanto, não apenas a obesidade, mas também outros aspectos da desregulação metabólica podem estar independentemente ligados à asma, como hiperinsulinemia, dislipidemia e hipertensão, que precisam ser levadas em consideração mesmo no paciente não obeso.

3.4 Fatores ambientais e genéticos da asma

Sabe-se que a asma na infância e a asma de início na idade adulta compartilham muitas das causas e dos gatilhos. Embora haja evidências mais fortes sobre o papel dos fatores ambientais como desencadeantes do que como causas, há evidências crescentes de interações entre fatores ambientais e outros aspectos intrínsecos, como genética e atopia, para potencialmente causar asma. A asma de início na infância se manifesta, na maioria dos casos, como um fenótipo alérgico, e há predominância do fenótipo não alérgico na asma de início na idade adulta. No entanto, tanto a asma alérgica quanto a não alérgica podem apresentar respostas individuais a gatilhos aéreos alérgicos e não alérgicos, como pelos de animais, pólen e esporos de mofo (fúngicos), alérgenos alimentares, fumaça de tabaco ou outras exposições a poluentes (Dharmage; Perret; Custovic, 2019).

3.4.1 Fatores ambientais

Alguns levantamentos epidemiológicos compararam a prevalência de asma em áreas urbanas e rurais, e quase todas as pesquisas mostraram diferenças notáveis entre elas. Estudos constaram uma forte associação entre poluentes atmosféricos relacionados ao tráfego (incluindo NO^2, material particulado e SO^2) e asma pediátrica (Pollock; Shi; Gimbel, 2017).

A seguir, detalhamos alguns fatores ambientais relacionados à asma.

▪ Tabagismo parental

O tabagismo materno *in utero* e o tabagismo dos pais no início da vida demonstraram estar temporariamente associados ao aumento da asma em crianças pequenas. Evidências recentes de estudos multigeracionais sugerem que o tabagismo da avó enquanto a mãe está no útero e o tabagismo paterno durante a adolescência podem aumentar o risco de asma infantil na prole subsequente. Esses achados sugerem que o tabagismo pode causar modificações hereditárias do epigenoma, que aumentam o risco de asma nas gerações futuras (Accordini et al., 2018).

Fumar também parece interagir com o sexo. As mulheres fumantes apresentaram maior prevalência de asma do que as não fumantes, mas essa diferença foi menos frequente para os homens, sugerindo que as mulheres podem ser mais suscetíveis. Muitos estudos descobriram que o tabagismo pessoal predispõe um indivíduo a um risco aumentado de asma incidente ou de início recente, embora o início do tabagismo na adolescência ou na idade adulta geralmente ocorra após o início precoce da asma. Como a asma não atópica se torna cada vez mais comum em comparação com a asma atópica em adultos, isso é mais provável porque esse fenótipo frequentemente coincide com uma história substancial de tabagismo e seu potencial para predispor à limitação crônica do fluxo aéreo. Fumantes com asma formam um grupo distinto mais propenso a ter controle subótimo da asma e a desenvolver a síndrome de sobreposição asma-DPOC mais tarde na vida, caracterizada por obstrução do fluxo aéreo incompletamente revertida após um broncodilatador inalado (Dharmage; Perret; Custovic, 2019).

Do ponto de vista epidemiológico, o tabagismo é comum em pessoas com asma, com cerca de um quarto dos adultos que recebem tratamento recente da asma relatando ser fumantes atuais. Algumas evidências sugerem que as pessoas com asma podem ser mais propensas a fumar, e isso foi observado especialmente em adolescentes com doença mais grave (Accordini et al., 2018).

Poluição

Apesar das tentativas e de alguns sucessos para melhorar a qualidade do ar no decorrer das décadas, as tendências nacionais atuais, nos Estados Unidos, por exemplo, sugerem que a exposição à poluição do ar externo e interno continua sendo um fator de risco significativo tanto para o desenvolvimento de asma quanto para o desencadeamento de sintomas de asma (Jung et al., 2012).

Uma disparidade substancial na prevalência e na morbidade da asma entre crianças urbanas em comparação com crianças não urbanas é reconhecida há mais de duas décadas. Nas habitações urbanas, alérgenos de pragas, como baratas e camundongos, estão presentes em altas concentrações, e ambos os alérgenos estão ligados à morbidade da asma em crianças sensibilizadas. Além disso, há um crescente corpo de evidências mostrando que as concentrações de muitos poluentes são mais altas em ambientes fechados do que em ambientes externos, nas comunidades urbanas dos Estados Unidos e da Europa, e que as exposições a poluentes internos, como material particulado e dióxido de nitrogênio (NO^2) estão associadas aos sintomas em crianças com asma. Estudos demonstram que as intervenções ambientais podem reduzir as exposições internas relevantes a alérgenos e poluentes, com melhorias claras na sintomatologia dos pacientes (Toskala; Kennedy, 2015).

A poluição do ar externo certamente tem um grande impacto global na asma de crianças e adultos, especialmente na China e na Índia, países com altas taxas de poluição ambiental. Em todo o mundo, no ano de 2015, de 9 a 23 milhões (China) e de 5 a 10 milhões (Índia) de atendimentos anuais em emergências de asma foram atribuídos aos poluentes do ar e à material particulado (Dharmage; Perret; Custovic, 2019).

Alérgenos ao ar livre

Concentrações de pólen e esporos de fungos ao ar livre têm sido associadas a exacerbações graves de asma em nível populacional. A exposição ao pólen de grama ambiente é um importante gatilho para exacerbações de asma na infância que requerem atendimento hospitalar, porém há poucas evidências sobre o papel da exposição precoce ao pólen no desenvolvimento da asma infantil. Com relação a outros alérgenos externos, evidências crescentes indicam que crianças asmáticas são suscetíveis a exacerbações que levam à hospitalização quando expostas a esporos fúngicos externos. Além disso, altas concentrações de exposição a fungos/mofo ao ar livre nos dias de pico têm sido associadas à exacerbação e à mortalidade da asma em adultos. Embora existam milhares de espécies de mofo, acredita-se que apenas cerca de 80 mofos internos sejam responsáveis por efeitos adversos à saúde em humanos, incluindo a asma (Gautier; Charpin, 2017).

3.4.2 Fatores genéticos

A genética da asma é um tópico emergente e complicado. Acredita-se que vários genes contribuam, e a tecnologia em rápida mudança continua a construir nossa compreensão atual dos fatores de risco genéticos para o desenvolvimento da doença. Embora a contribuição específica da genética para a asma não tenha sido completamente esclarecida, um grande número de marcadores genéticos associados de maneira confiável à asma e à inflamação das vias aéreas foi identificado até o momento (Ferrante; La Grutta, 2018).

Estudos com gêmeos, por exemplo, mostraram que há um elemento genético para a suscetibilidade à asma, com herdabilidade da condição estimada entre 0,36 e 0,77. O primeiro estudo relacionando um *locus* genético (cromossomo 11q13) à asma foi publicado em 1989. Desde então, mais de 600 genes candidatos foram descritos em mais de 1.000 publicações sobre asma ou um fenótipo associado, como níveis elevados de IgE, hiper-responsividade brônquica ou eosinofilia. Apesar do grande número de genes candidatos identificados para a asma, surpreendentemente poucas dessas descobertas foram rigorosamente replicadas, e muitas foram examinadas e falharam na replicação em estudos subsequentes. Os genes que foram extensivamente replicados incluem o gene do receptor adrenérgico beta-2, bem como genes envolvendo citocinas, receptores, proteínas de sinalização e fatores de transcrição da diferenciação de células Th1 e Th2, além dos genes envolvidos nas respostas celulares que caracterizam a doença atópica (Toskala; Kennedy, 2015).

Porém, nenhum modelo específico de transmissão genética foi identificado até agora. Em vez disso, foi proposto um modelo multifatorial caracterizado por relações complexas entre genes e ambiente. Nesse contexto, nos últimos anos, a comunidade científica vem tendo um interesse cada vez maior pela epigenética, constatando-se que as exposições ambientais são capazes de modular a expressão de genes em uma interação complexa que pode até ser transferida de mãe para filho. A investigação de processos epigenéticos (como metilação de CpG e modificação de histonas) e estudos de interação em todo o genoma estão fornecendo novos *insights* sobre como os fatores ambientais e genéticos interagem (Ferrante; La Grutta, 2018).

3.5 Riscos e benefícios do exercício físico para pessoas com asma

A asma é a doença respiratória mais comum, com prevalência e carga incessantemente crescentes. Como tal, atraiu significativa parcela de interesse científico e atenção clínica. Com os vários aspectos clínicos e fisiopatológicos da asma sendo amplamente investigados, a importante associação entre asma e atividade física permanece subestimada e pouco explorada. A asma afeta negativamente a atividade física. Da mesma forma, a falta de atividade física pode levar a piores resultados da asma (Panagiotou; Koulouris; Rovina, 2020).

A atividade física frequentemente provoca sintomas relacionados à asma, refletindo a natureza ou o controle insuficiente da doença. Assim, os pacientes asmáticos podem, muitas vezes, intuitiva ou propositalmente, evitar o exercício e adotar um estilo de vida sedentário. Pouco tempo atrás, os pacientes asmáticos eram de fato considerados indivíduos cronicamente enfermos que precisavam ser abrigados e evitar esforços físicos para prevenir ataques graves. No entanto, os avanços na compreensão da fisiopatologia e no manejo da doença, incluindo o desenvolvimento de uma ampla gama de drogas potentes e dispositivos de entrega eficazes; a prevenção de fatores desencadeantes; a educação do paciente; e os planos de ação da asma induziram uma mudança de paradigma na percepção de pacientes asmáticos e objetivos terapêuticos. Na era moderna, os objetivos finais do manejo da asma incluem a minimização dos sintomas para que os pacientes possam manter níveis normais de atividade e alcançar uma boa qualidade de vida. Assim, a Global Initiative for Asthma (GINA) recomenda que as pessoas com asma pratiquem atividade física regular para melhorar sua saúde geral (Nyenhuis; Dixon; Ma, 2018).

O aumento da atividade física pode, na verdade, ser um importante elo negligenciado na otimização do manejo da asma, especialmente do tipo grave e em populações asmáticas específicas. O acúmulo de evidências liga a atividade física aprimorada a resultados favoráveis, com melhor controle geral da asma, menos exacerbações e menor uso de assistência médica (Panagiotou; Koulouris; Rovina, 2020).

3.5.1 Exercício físico como fator precipitante na asma

Os sintomas respiratórios induzidos pelo exercício foram descritos pela primeira vez por Araeteus, o Capadócio, no século I d.C.: "Se devido a corrida, exercícios de ginástica ou qualquer trabalho, a respiração se tornar difícil, chama-se asma" (História..., 2023). Na era moderna, em 1962, foram descritos pela primeira vez os efeitos do exercício na função ventilatória em crianças, juntamente de testes ergométricos sistemáticos (Weiler, 2010).

Os termos *asma induzida pelo exercício* (AIE) e *broncoconstrição induzida pelo exercício* (BEI) são frequentemente usados como sinônimos. Uma força-tarefa conjunta da Academia Europeia de Alergia e Imunologia Clínica e da Sociedade Respiratória Europeia definiu EIA como sintomas de asma que ocorrem após exercício intenso; já BIE denota a redução da função pulmonar após o exercício, como visto em um teste de esforço padronizado. Neste texto, serão seguidas as diretrizes citadas, assim será adotado o termo *BIE* como a resposta broncoconstritiva e *EIA* como a BIE mais os sintomas de asma. As duas condições serão discutidas separadamente quando as populações forem especificamente identificadas; caso contrário, serão referidas coletivamente como BEI/EIA (Del Giacco et al., 2015).

Tem sido afirmado que até 75-80% dos indivíduos asmáticos sem tratamento anti-inflamatório podem apresentar um ataque de asma provocado pelo exercício, mas também indivíduos sem diagnóstico de asma podem ter uma redução significativa na função pulmonar após exercício pesado, por vezes representando um fator de risco para o desenvolvimento de asma. A resposta fisiológica ao exercício geralmente resulta em leve broncodilatação; em estudos populacionais, indivíduos sem diagnóstico de asma também podem apresentar BIE (Carlsen et al., 2006).

Um mínimo de 5 a 8 minutos de esforço contínuo de alta intensidade é necessário para desenvolver uma resposta broncoconstritiva induzida pelo exercício. O BIE geralmente é observado entre 2 e 10 minutos após o exercício pesado, e não durante a intensidade máxima do exercício. No entanto, em um estudo de Van Leeuwen et al., o BIE ocorreu em crianças durante o exercício submáximo, não após (Del Giacco et al., 2015).

O papel da atividade física na asma é controverso. Vários estudos sugeriram que crianças asmáticas são menos ativas fisicamente do que seus pares saudáveis, porém outros estudos não mostraram diferença. Estudos recentes sugerem que o sedentarismo possivelmente é um fator mais importante no desenvolvimento de asma do que níveis elevados de atividade física (Eijkemans et al., 2020).

Por outro lado, sabe-se que as crianças asmáticas com AIE se tornarão passivas e participarão em baixo nível de atividade física e brincadeiras, pois a aptidão física está relacionada a fatores psicológicos em crianças asmáticas. No entanto, estudos mais recentes mostraram que, embora a asma de nível leve a moderada tenha certo grau de impacto na qualidade de vida diária em crianças, não parece influenciar psicologicamente as crianças ou suas famílias. Assim, o tratamento ideal da AIE torna-se muito importante na criança e nas diretrizes internacionais de tratamento da asma, e dominar a AIE durante a infância é um dos principais objetivos do tratamento de crianças asmáticas (Del Giacco et al., 2015).

3.5.2 Benefícios do exercício físico na asma

Incluir exercício físico na rotina de crianças com asma é muito seguro desde que haja controle adequado dos sintomas da doença. Muitos estudos sugerem que um melhor condicionamento físico pode melhorar os sintomas, o controle e a qualidade de vida, além dos benefícios conhecidos para a saúde cardiovascular, embora seja menos claro se isso leva a melhorias consistentes na função pulmonar ou BIE. Garantir intervenções que levem a mudanças mensuráveis no condicionamento físico é fundamental para interpretar o efeito das intervenções de exercícios na asma. Alguns estudos recomendam que os programas de treinamento tenham duração mínima de 3 meses (pelo menos 2 sessões/semana), com uma meta de intensidade de treinamento personalizada de um limiar ventilatório ou 80% da frequência cardíaca máxima, para fazer testes que mensurem o efeito do exercício físico no paciente. Mais recentemente, uma revisão sistêmica do treinamento físico sobre sintomas noturnos de asma, incluindo cinco estudos em crianças, constatou que programas de exercícios aeróbicos reduziram a prevalência e a frequência de sintomas noturnos (Lu; Forno, 2020).

A reabilitação pulmonar tem sido cada vez mais reconhecida como um componente importante no manejo de doenças respiratórias. Seu efeito em crianças com asma foi recentemente avaliado, e os resultados mostraram que a maioria dos participantes que estava com sobrepeso ou obesidade teve melhoras no teste de caminhada de 6 minutos (TC6), nos sintomas e na qualidade de vida, apesar de não haver alterações no IMC ou peso (Kirkby et al., 2018).

Curiosidade

O teste da caminhada dos 6 minutos (TC6) mede a distância que o paciente consegue caminhar durante 6 minutos sobre uma superfície lisa e sem inclinações. O exame é realizado em um corredor, colocando-se como referência 2 cones (um em cada extremidade do percurso), afastados por uma distância de 30 metros. O TC6 não fornece informações específicas sobre a função dos diferentes órgãos e sistemas, mas avalia as respostas globais e integradas de todos os sistemas do corpo envolvidos no exercício.

Para a realização do teste, o paciente é instruído a seguir sua rotina habitual de remédios e de alimentação (exceto em situações específicas determinadas por seu médico) e deve estar vestido com roupas confortáveis e sapatos adequados para caminhada. Caso seja necessário, pode fazer uso dos equipamentos de auxílio que utiliza habitualmente, tais como bengalas, muletas, andador e até mesmo oxigênio suplementar.

Com esse teste, pode-se:

- medir a resposta às intervenções médicas em pacientes com doença pulmonar e/ou cardíaca (grau moderado ou grave);
- fazer uma comparação entre contextos pré e pós-tratamento;
- realizar estudo funcional (DPOC, fibrose pulmonar, insuficiência cardíaca, hipertensão arterial pulmonar, doenças neuromusculares);
- analisar preditor de morbidade e mortalidade.

Embora as evidências apontem para os efeitos positivos do exercício nos resultados da asma, não está claro se uma forma específica de exercício seria mais benéfica do que outras. Uma revisão sistemática resumiu os efeitos fisiológicos da natação em nadadores amadores ou não competitivos e incluiu sete estudos em crianças com asma. Sua metanálise revelou melhorias significativas no VO² máximo e no pico de fluxo expiratório (PFE), mas não em quaisquer outras medidas de função pulmonar. Outros estudos relataram reduções significativas na BIE e nas pressões inspiratórias e expiratórias máximas (Lu; Forno, 2020).

Apesar das limitações de um pequeno número de estudos com amostras modestas, a literatura atual apoia que o exercício físico melhora a aptidão cardiopulmonar e os sintomas relacionados à asma, reduz o número de visitas ao pronto-socorro e a frequência de exacerbações e melhora a qualidade de vida dos pacientes, bem como alguns aspectos psicossociais (Andrade et al., 2014).

3.6 Bronquite crônica e fibrose cística

A doença pulmonar obstrutiva crônica (DPOC) é tipicamente apresentada na literatura como evidência, na maioria dos casos, dos danos causados pelo tabagismo em adultos com mais de 40 anos. Sem qualquer associação direta e exclusiva com o tabagismo ativo de longa duração, várias doenças pulmonares obstrutivas crônicas em crianças e adolescentes evoluem com deterioração da estrutura e da função pulmonar, causando obstrução persistente (fixa) ou intermitente (temporária) do fluxo pulmonar, secundária a alterações genéticas e/ou ambientais que provocam inflamação e/ou infecção das vias aéreas. Embora os sintomas das diversas DPOCs sejam muito semelhantes entre si, elas têm etiologia, morbidade, fisiopatologia, prevalência, prognóstico, genótipos e fenótipos variáveis (Ribeiro; Fischer, 2015).

São doenças não transmissíveis, de longa duração e progressão lenta, apresentando episódios de exacerbação pulmonar, limitação aguda ou permanente do fluxo aéreo e comprometimento significativo da qualidade de vida. Em todos, o principal sintoma pulmonar é a tosse crônica, refletindo a presença de alterações nas vias aéreas, pois não há receptores de tosse nos alvéolos. Outra característica é a presença de bronquiectasias em muitos deles. Avaliações contínuas e programadas por equipes interdisciplinares de saúde em centros especializados são necessárias para um manejo eficaz, um melhor prognóstico e a melhora da qualidade de vida na DPOC (Kim; Criner, 2015).

3.6.1 Bronquite crônica

É a inflamação de longo prazo dos brônquios e é rara em crianças. Pode ir de quadros leves a graves e dura mais tempo (de vários meses a anos). Os brônquios ficam inflamados e irritados e produzem muito muco com o passar do tempo. As pessoas que têm bronquite crônica têm maior risco de infecções bacterianas das vias aéreas e pulmões, como pneumonia. A bronquite crônica é considerada uma DPOC e representa um relevante problema de saúde em todo o mundo. É um fenótipo clínico comum na DPOC e é classicamente definida como tosse crônica e produção de escarro por 3 meses por ano por 2 anos consecutivos (Zimlich, 2021).

A causa mais comum de bronquite crônica é o tabagismo ou a exposição ao fumo passivo, que geralmente está ligado a comportamentos adultos próximos a crianças. Achados recentes de estudos que investigaram a prevalência de bronquite crônica em adultos jovens revelam uma prevalência geral de 5,5%. Entre os adultos jovens do estudo que receberam diagnóstico de bronquite crônica, 37% eram fumantes; outros fatores de risco identificados são: infecções respiratórias recorrentes, exposição à poluição do ar antes dos 4 anos de idade e aleitamento materno exclusivo por menos de 4 meses (Wang et al., 2021).

No entanto, é cada vez mais aceito que a DPOC também pode ser causada por outros fatores, incluindo exposição ocupacional.

Estudos dos últimos anos também sugerem que a DPOC pode, em alguns casos, ter sua origem no início da vida. Embora o foco nos últimos anos tenha sido cada vez mais em estudos que investigam a importância dos eventos no início da vida para o desenvolvimento subsequente da DPOC, tem-se, até agora, apenas um conhecimento limitado dos preditores da DPOC no início da vida, apesar do impacto substancial sobre a futura carga de morbidade e mortalidade causada pela doença (Savran; Ulrik, 2018).

3.6.2 Fibrose cística

É uma condição genética que causa mutações no gene CFTR no cromossomo 7, afetando as células do corpo, os tecidos e as glândulas que produzem muco e suor. O muco é normalmente escorregadio e protege os revestimentos das vias aéreas, do trato digestivo e de outros órgãos e tecidos. As pessoas que têm fibrose cística produzem muco espesso e pegajoso, que pode se acumular e levar a bloqueios, danos ou infecções nos órgãos afetados. A inflamação também causa danos a órgãos como pulmões e pâncreas. A falta de CFTR ou sua função prejudicada causa má absorção de gordura e infecções pulmonares crônicas, levando a bronquiectasias e danos pulmonares progressivos. Antes considerada letal na primeira infância e na infância, a fibrose cística tem hoje sobrevida mediana de 50 anos, principalmente graças ao diagnóstico precoce na triagem neonatal, ao reconhecimento das formas leves e à atitude terapêutica agressiva (Castellani; Assael, 2017).

Algumas pessoas que têm fibrose cística apresentam poucos sintomas ou nenhum, e outras têm sintomas graves ou complicações com risco de morte. Os sintomas dependem dos órgãos afetados e da gravidade da condição. As complicações mais graves e comuns são problemas nos pulmões, que podem ser infecções pulmonares graves. As pessoas com fibrose cística muitas vezes têm problemas para manter uma boa nutrição, porque têm dificuldade em absorver os nutrientes dos alimentos. Esse é um problema que pode atrasar o crescimento nas crianças (Mandrusiak et al., 2009).

Os distúrbios do sono têm um impacto negativo relevante no humor, no comportamento, no desempenho acadêmico e na função cognitiva na infância. O sono ruim aumenta a suscetibilidade a infecções e está associado a níveis séricos elevados de marcadores inflamatórios. Em pessoas com fibrose cística, a hipoxemia durante o sono é comum, e as quedas na saturação periférica da oxiemoglobina (SpO2) ocorrem principalmente durante o sono de movimento rápido dos olhos (REM), em virtude da atividade reduzida dos músculos intercostais, do padrão respiratório irregular e da hipoventilação causada pela queda da ventilação minuto. Além disso, frequentemente apresentam infecções crônicas e pólipos nasais, que podem contribuir para a obstrução das vias aéreas, provocando o desenvolvimento da síndrome da apneia obstrutiva do sono (SAOS) (Ramos et al., 2009).

O sono de má qualidade, causado pelo crescente colapso intermitente das vias aéreas superiores, colabora para a deterioração da função pulmonar. A hipoxemia pode exacerbar a inflamação pulmonar e afetar o perfil bacteriano nos pulmões. Evidências na literatura sugerem que episódios graves de dessaturação da oxiemoglobina acontecem durante o sono em adolescentes e adultos com fibrose cística e que breves episódios de dessaturação podem aumentar a pressão na artéria pulmonar, demonstrando que a hipoxemia pode ser um estímulo na quebra do padrão normal de sono e na degradação da qualidade de vida desses pacientes, exercendo um papel importante na patogênese do dano pulmonar e desenvolvimento de cor pulmonale. Embora os distúrbios respiratórios do sono sejam mais relevantes em crianças do que em adultos, uma vez que estes têm uma duração de sono REM mais longa, são limitados os dados sobre o sono de crianças e adolescentes com fibrose cística, bem como de indivíduos com doença pulmonar leve (Barbosa et al., 2020).

A atividade e o treinamento físico desempenham um papel expressivo no manejo clínico de pacientes com fibrose cística. O treinamento físico é parte essencial dos programas de reabilitação e dos cuidados gerais da doença. Vários estudos relatam seus efeitos benéficos na aptidão cardiopulmonar nesses pacientes. Até o momento, não há evidências de que crianças e adolescentes com fibrose cística não devam ser fisicamente ativos na vida diária. Ademais, como parte do manejo da doença, seria desejável informar os pacientes e seus pais sobre os efeitos benéficos do exercício, mas também seus riscos potenciais. Um programa de atividades físicas precisa ser baseado em testes clínicos padrão, previamente realizados. É necessário instruir os médicos, a equipe de apoio à saúde, os pacientes e os pais sobre exercícios e atividades esportivas adequados durante os programas de reabilitação que podem ser implementados na vida diária (Williams et al., 2010).

Importante!

A puberdade tardia é comum em jovens com fibrose cística, deixando-os fisicamente menores e com aparência mais jovem do que seus colegas de escola. Esse atraso é, em média, de 2 a 4 anos, dependendo de quando os hormônios sexuais desse indivíduo atingem os níveis máximos e de sua saúde geral. Embora seja uma condição temporária, isso pode ser difícil para a autoimagem de um adolescente e pode causar ansiedade ou depressão.

3.7 Fatores para desenvolvimento da DPOC pré e perinatal

Como já foi mencionado, a DPOC é amplamente descrita na literatura por destacar os prejuízos provenientes do hábito de fumar em indivíduos acima dos 40 anos. Além de não estar exclusivamente vinculada ao tabagismo prolongado e ativo, diversas condições de DPOC em crianças e adolescentes manifestam-se mediante deterioração tanto estrutural quanto funcional nos pulmões, resultando em bloqueio duradouro (constante) ou eventual (temporário) das vias respiratórias. Tais efeitos são secundários a alterações genéticas e/ou influências ambientais que desencadeiam inflamação e/ou infecção das vias aéreas. Embora os sintomas das DPOCs se assemelhem significativamente, causas, impactos na saúde, processos fisiopatológicos, prevalência, prognósticos, genótipos e fenótipos são variados (Ribeiro; Fischer, 2015).

A seguir, trataremos de alguns fatores para desenvolvimento da DPOC pré e perinatal.

3.7.1 Exposição ao tabagismo dos pais no útero e na infância

O tabagismo materno é considerado o principal fator de risco em eventos precoces de vida que afetam a função pulmonar; está fortemente associado ao baixo peso ao nascer. Em 2006, um estudo revisou a saúde e a exposição dos pais ao tabaco de 53.897 crianças em 12 centros e descobriu que o tabagismo materno estava independentemente associado a sibilância, asma e rinite alérgica em crianças; a asma era a mais intimamente associada ao tabagismo materno (Pattenden et al., 2006).

Em outro estudo, foram recrutados 288 pacientes diagnosticados com DPOC de 2003 a 2004 e foram coletadas informações sobre tabagismo dos pais e exposição ocupacional. Os resultados sugeriram que o tabagismo materno era um fator de risco para redução do volume expiratório na DPOC e que poderia aumentar o risco de asma e reduzir a função e o desenvolvimento pulmonar em adolescentes. O efeito foi mais pronunciado entre as meninas do que os meninos (Beyer; Mitfessel; Gillissen, 2009).

Um estudo caso-controle em 338 crianças diagnosticadas com asma nos primeiros cinco anos de vida no sul da Califórnia, Estados Unidos, e 570 crianças saudáveis sugere que o tabagismo da avó pode aumentar o risco de asma infantil. Esse resultado indicou que o tabagismo materno pode prejudicar o desenvolvimento pulmonar em netos, mas o mecanismo específico permanece obscuro (Li et al., 2006).

Hipóxia intrauterina, redução do fluxo sanguíneo uteroplacentário devido à nicotina, toxicidade placentária e limites de crescimento tóxico de múltiplas toxinas na fumaça do tabaco são considerados os principais mecanismos patológicos do tabagismo materno. As substâncias nocivas do cigarro (nicotina e monóxido de carbono) são liberadas na circulação sanguínea, o que leva às alterações relatadas. Além disso, a nicotina pode passar facilmente pela barreira placentária, afetando continuamente o desenvolvimento pulmonar fetal (Yang et al., 2021).

3.7.2 Doença respiratória infantil

O microbioma normal do trato respiratório é importante no desenvolvimento imunológico e na resposta inflamatória alérgica, que modula o risco de DPOC. Estudos demonstram que a infecção respiratória na infância está associada à diminuição da função pulmonar e ao aumento do risco de DPOC na vida adulta. A infecção respiratória precoce, incluindo vírus e flora bacteriana, está predominantemente relacionada a uma série de doenças respiratórias. Proteger as crianças de estar "em risco" durante a primeira infância é uma forma de prevenir infecções respiratórias graves, o que significa uma estratégia preventiva eficaz para doenças respiratórias (Huang et al., 2019).

3.7.3 Poluição ambiental

As crianças são fisiologicamente mais vulneráveis à poluição do ar do que os adultos, já que seus cérebros, pulmões e outros órgãos ainda estão em desenvolvimento. Crianças estão fisicamente mais expostas à poluição do ar do que os adultos porque respiram duas vezes mais rápido, muitas vezes pela boca, absorvendo mais poluentes; além disso, vivem mais perto do solo, onde alguns poluentes atingem concentrações máximas. A poluição do ar está associada a exacerbações de condições de saúde novas ou preexistentes em crianças, como asma e bronquite (Unicef, 2022).

A exposição à poluição do ar no início da vida, como dióxido de nitrogênio, dióxido de enxofre, monóxido de carbono e carbono negro derivados do tráfego, parece influenciar o desenvolvimento de doenças das vias aéreas e aumentar o risco de doenças respiratórias, incluindo DPOC e asma na vida adulta. Um estudo prospectivo de coorte de nascimento durante os primeiros seis anos de vida indicou que a exposição às partículas finas de poluição na primeira infância aumenta o risco de doenças respiratórias precoces, achado semelhante a outro estudo prospectivo observado em crianças da Suécia. As partículas finas de poluição podem induzir danos químicos e físicos ao penetrar nos alvéolos e na circulação sistêmica, e as partículas maiores geralmente causam danos físicos aos pulmões, alvéolos e laringe. Acredita-se que pelo menos três mecanismos estejam envolvidos nos processos causais: ocorrência de estresse oxidativo, inflamação e alterações epigenéticas (Huang et al., 2019).

A poluição do ar tem um efeito devastador na saúde das crianças. Evidências científicas mostram que a poluição do ar pode contribuir para resultados adversos no parto, mortalidade infantil, função pulmonar prejudicada, asma e câncer e pode representar um fator que aumenta o risco de distúrbios neurológicos e obesidade infantil (Unicef, 2022).

3.7.4 Baixo peso de nascimento e parto prematuro

O baixo peso ao nascer é definido como um bebê com menos de 2,5 kg, o que pode ser causado por desnutrição materna ou outras doenças. Um estudo descobriu que, após ajuste para idade, altura e tabagismo, o peso ao nascer foi moderadamente correlacionado com a função pulmonar. A partir de então, muitos estudos identificaram o baixo peso ao nascer e o parto prematuro como fatores de risco para DPOC. Um estudo de coorte retrospectivo da China indicou que o baixo peso ao nascer pode aumentar o risco de redução da função pulmonar em adultos, e houve uma correlação entre baixo peso ao nascer e volume expiratório forçado no primeiro segundo, capacidade vital forçada expiratória e pico de fluxo expiratório. O tabagismo materno também é fator de risco para baixo peso ao nascer e parto prematuro, devendo seus efeitos ser ponderados ao estudar a DPOC (Yang et al., 2021).

Um peso de nascimento inferior a 1,5 kg é considerado como peso muito baixo e está relacionado a um risco aumentado de DPOC. Geralmente, leva à displasia broncopulmonar. As principais alterações patológicas são redução da septação alveolar pulmonar, redução da área de secção transversa microvascular e lesão das vias aéreas. Essas alterações resultam em potencial limitação do fluxo aéreo e volume pulmonar anormal (Savran; Ulrik, 2018).

O parto prematuro refere-se a bebês cuja idade gestacional é inferior a 37 semanas. Estudos que acompanharam bebês prematuros e os compararam com fetos normais observaram que as razões de risco de doença respiratória obstrutiva e asma para bebês nascidos antes de 32 semanas de gestação foram de 2,77 e 5,67 respectivamente, sugerindo que o nascimento prematuro é um fator de risco para doença pulmonar obstrutiva. Em 2011, um estudo de coorte na Suécia indicou que a idade gestacional de bebês nascidos entre 23 e 27 semanas estava relacionada ao aumento da incidência de asma na idade adulta e que não houve esse efeito para bebês nascidos entre 28 e 32 semanas ou 33 e 36 semanas. A redução do volume pulmonar geralmente é causada pelo nascimento prematuro, que afeta a função pulmonar em adolescentes (Huang et al., 2019).

Da mesma forma, outros fatores pré-natais, como nutrição materna, tipo de parto e deficiência de vitamina D, também foram identificados como fatores de alto risco para o desenvolvimento pulmonar, mas essas hipóteses ainda precisam ser mais estudadas.

⦀ Síntese

Neste capítulo, destacamos que a asma é uma doença inflamatória crônica das vias aéreas, caracterizada por episódios recorrentes de obstrução do fluxo aéreo decorrentes de edema, broncoespasmo e aumento da produção de muco. Os pacientes com asma podem apresentar uma série de sintomas respiratórios, como chiado, falta de ar, tosse e aperto no peito. Há uma ampla variação na frequência e na gravidade dos sintomas, mas a asma não controlada e as exacerbações agudas podem levar à insuficiência respiratória e à morte.

A etiologia exata da asma permanece incerta e parece ser multifatorial. Ambos os fatores, genéticos e ambientais, parecem contribuir. A história familiar positiva é um fator de risco para asma, porém não é necessário nem suficiente para o desenvolvimento da doença. Múltiplas exposições ambientais, tanto pré-natais quanto durante a infância, estão associadas ao desenvolvimento de asma.

Um dos fatores de risco mais bem estudados durante o período pré-natal é o tabagismo materno, que parece aumentar o risco de sibilância na infância e provavelmente aumenta o risco de desenvolvimento de asma. O tabagismo parental também está associado a outras doenças respiratórias, como a bronquite, tornando-se grave problema de saúde pública.

Crianças e adolescentes com asma podem praticar esportes, desde que a asma esteja controlada. Alguns podem ser desafiadores para crianças com asma: esportes de resistência, como corrida de longa distância ou ciclismo, ou que exigem muita energia sem muito tempo de descanso (como futebol e basquete). Mas isso não significa que as crianças não possam praticar esses esportes se realmente gostarem deles. Muitos atletas com asma descobriram que, com treinamento adequado, a dose certa e o uso de medicamentos, podem praticar qualquer esporte que quiserem.

Também abordamos a fibrose cística, uma doença hereditária na qual o corpo produz muco muito espesso e pegajoso. O muco causa problemas nos pulmões, no pâncreas e em outros órgãos. Os sintomas podem aparecer no bebê logo após o nascimento, e outras crianças não têm sintomas até mais tarde. A fibrose cística pode ser leve ou grave.

O fato é que as doenças respiratórias, quando bem diagnosticadas em crianças e com educação em saúde voltada para família, escola e paciente, podem permitir que a vida do paciente seja o mais próximo do normal possível, empoderando a criança/adolescente e fazendo a transição para a vida adulta de maneira natural e saudável.

Atividades de autoavaliação

1. A fibrose cística afeta principalmente qual ou quais sistemas do corpo?
   a) Sistema circulatório.
   b) Sistema respiratório.
   c) Sistema digestório.
   d) Sistema nervoso.
   e) Sistemas respiratório e digestório.

2. Em um ataque de asma:
   a) os pulmões se enchem de água.
   b) as vias aéreas apertam e os pulmões não recebem ar suficiente.
   c) o coração bate muito rápido.
   d) o coração e os pulmões trabalham demais.
   e) Nenhuma das alternativas está correta.

3. O que acontece com as glândulas mucosas em uma criança com fibrose cística?
   a) Muito pouco muco é produzido.
   b) O muco produzido é muito fino.
   c) O muco produzido é muito espesso.
   d) O muco se acumula no corpo.
   e) O muco é muito espesso e se acumula no corpo.

4. O que pode ser feito para reduzir os gatilhos da asma no ambiente doméstico?
   a) Limpar a casa e os móveis com água e sabão.
   b) Não fumar em casa.
   c) Aspirar frequentemente tapetes e móveis.
   d) Todas as alternativas estão corretas.
   e) Nenhuma das alternativas está correta.

5. A exacerbação dos sintomas do paciente com problemas respiratórios é provavelmente causada por:
   a) rinovírus.
   b) Staphylococcus aureus.
   c) Streptococcus pneumoniae.
   d) irritantes ambientais, como fumo passivo ou exposição a produtos químicos.
   e) Nenhuma das alternativas está correta.

Questões para reflexão

1. A bronquite pode ser prevenida em muitas pessoas. Isso é verdadeiro ou falso? Por quê?

2. O exercício é bom para a população em geral. Então, por que pode causar sintomas de asma?

Atividade aplicada: prática

1. Alguns tipos de exercício podem reduzir ou prevenir os sintomas da asma. Eles tornam os pulmões mais fortes sem piorar a inflamação. Exercícios respiratórios também podem reduzir os sintomas da asma. Esses métodos ajudam ao abrir as vias aéreas, movendo o ar fresco para os pulmões e reduzindo o esforço respiratório. Faça uma relação de pelo menos cinco atividades que estimulem a parte respiratória sem causar estresse físico que possa levar a uma crise de asma.

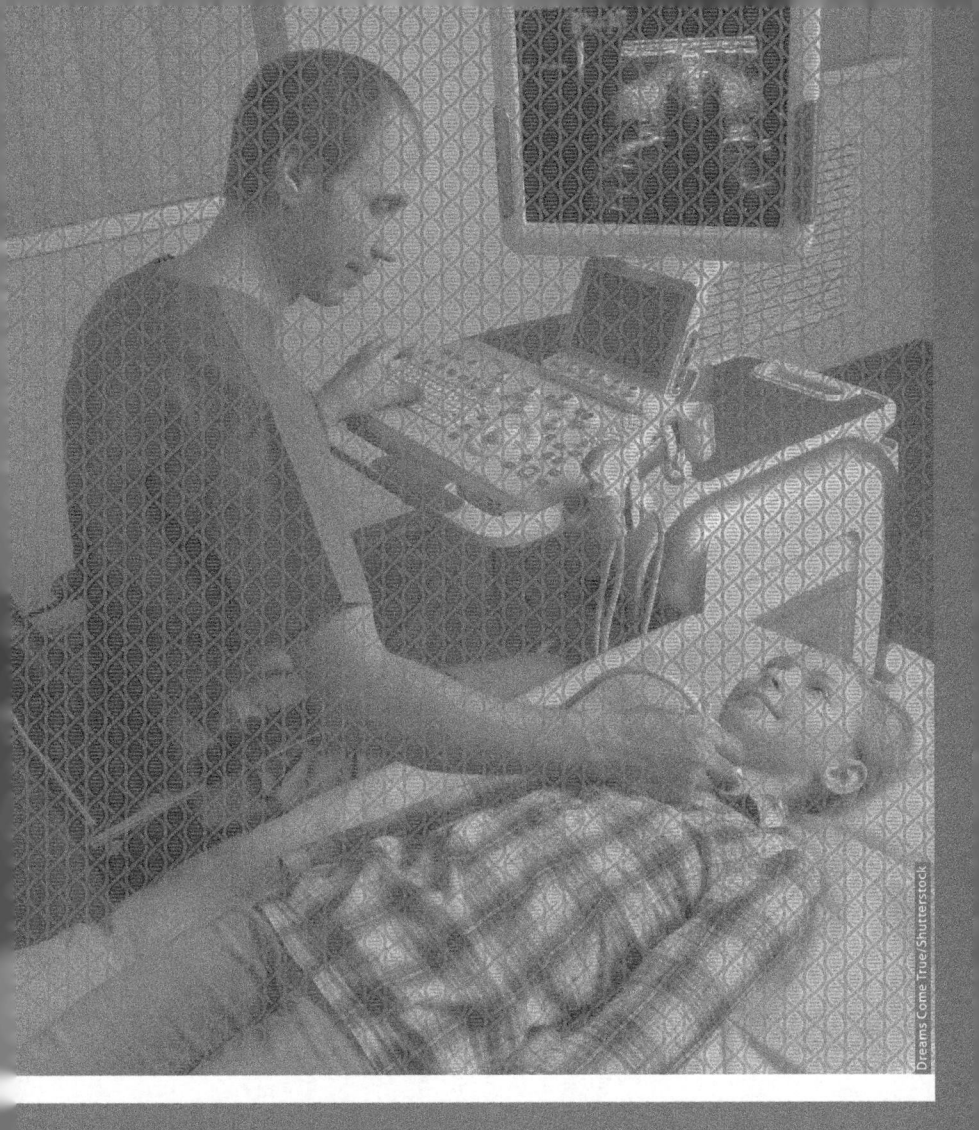

Capítulo 4

Disfunções da tireoide em crianças e adolescentes

Doença da **tireoide** é um termo geral para uma condição médica que impede a tireoide de produzir a quantidade certa de hormônios e que pode afetar qualquer pessoa – homens, mulheres, bebês, adolescentes e idosos.

Em condições normais, uma área do cérebro chamada *glândula pituitária* secreta o **hormônio estimulante da tireoide (TSH)**, que controla rigidamente a quantidade de hormônio tireoidiano produzido. O sistema é projetado como um circuito de *feedback* no qual a hipófise detecta quanto hormônio está sendo liberado pela tireoide e ajusta a quantidade produzindo mais ou menos TSH. Um TSH elevado com um nível de hormônio tireoidiano baixo ou normal baixo é chamado de **hipotireoidismo** (muito pouco hormônio tireoidiano). Um TSH baixo ou suprimido com um nível elevado de hormônio tireoidiano é chamado de **hipertireoidismo** (muito hormônio tireoidiano) (Pirahanchi; Tariq; Jialal, 2018).

Os hormônios tireoidianos estão envolvidos em múltiplos processos fisiológicos e regulam a taxa metabólica basal, promovem o sistema nervoso adrenérgico para gerar calor em resposta à exposição ao frio, estimulam a gliconeogênese, a lipólise e a lipogênese. Pacientes com disfunção tireoidiana podem apresentar alterações no peso e na composição corporal. Os distúrbios da tireoide podem ser hereditários ou ocorrer esporadicamente. Os sintomas podem estar presentes no nascimento ou se desenvolver mais tarde na infância. Com o tratamento adequado, a maioria deles pode ser tratada com sucesso em crianças (Ríos-Prego; Anibarro; Sánchez-Sobrino, 2019).

4.1 Glândula tireoide

É uma estrutura da linha média localizada na parte anterior do pescoço. A tireoide funciona como uma glândula endócrina e é responsável pela produção do hormônio tireoidiano e da calcitonina, contribuindo para a regulação do metabolismo, o crescimento e as concentrações séricas de eletrólitos como o cálcio (Ilahi; Muco; Ilahi, 2023).

Muitos processos patológicos podem envolver a glândula tireoide, e alterações na produção de hormônios podem resultar em hipo ou hipertireoidismo. A glândula tireoide está ligada a processos inflamatórios (como tireoidite), processos autoimunes (por exemplo, doença de Graves) e cânceres (como carcinoma papilífero de tireoide, carcinoma medular de tireoide e carcinoma folicular) (Fitzpatrick; Siccardi, 2023).

Além de considerar seu papel no metabolismo, no crescimento, na regulação de certos eletrólitos e seu envolvimento em muitos processos patológicos, a glândula tireoide merece atenção por sua localização anatômica e sua estreita relação com estruturas importantes, incluindo glândulas paratireoides, nervos laríngeos recorrentes e determinada vascularização (Allen; Fingeret, 2023).

4.1.1 Visão geral da anatomia da glândula tireoide

A glândula tireoide é um órgão extremamente vascularizado, de coloração marrom a vermelha, consistência firme, localizada posteriormente aos músculos da cinta e anteriormente na face inferior do pescoço, estendendo-se desde o nível da quinta vértebra cervical até a primeira vértebra torácica. O formato da glândula tireoide varia de H a U; é formada por dois lobos laterais com polos superior e inferior conectados por um istmo mediano, com altura média de 12 a 15 mm, recobrindo do segundo ao quarto anel traqueal. Raramente, o istmo pode estar ausente, e a glândula existe como dois lobos distintos. Cada um dos lobos laterais da tireoide mede cerca de 50 a 60 mm (8 a 10 mL de volume), com os polos superiores divergindo lateralmente no nível das linhas oblíquas das lâminas da cartilagem tireoide. Os polos inferiores divergem lateralmente no nível da quinta cartilagem traqueal. Embora o peso da glândula tireoide varie, ela tem, em média, entre 15 g e 30 g em adultos; é um pouco mais pesada em mulheres (Arrangoiz et al., 2018).

Figura 4.1 Anatomia da tireoide

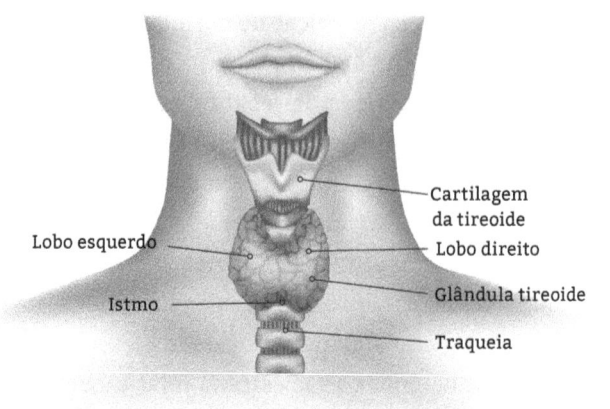

- Cartilagem da tireoide
- Lobo esquerdo
- Lobo direito
- Istmo
- Glândula tireoide
- Traqueia

Anshuman Rath/Shutterstock

A glândula tireoide **normal** tem lobos laterais simétricos com um istmo bem marcado e localizado centralmente. Geralmente, contém uma extensão piramidal na face posterior de cada lobo, referida como *tubérculo de Zuckerkandl*. Apesar dessas características gerais, sabe-se que a glândula tireoide apresenta muitas variações morfológicas. Sua posição e estreita relação com várias estruturas desencadeiam diversas considerações cirúrgicas com relevância clínica (Allen; Fingeret, 2023).

Embriologia

O parênquima da glândula tireoide é derivado do endoderma. A tireoide é a primeira das glândulas endócrinas do corpo a se desenvolver, aparecendo como uma protuberância do intestino anterior primitivo. Origina-se do forame ceco, que é uma fossa posicionada no terço posterior da língua. No início da gestação, a glândula tireoide começa sua descida anterior à faringe como um divertículo bilobado. Continua então a descer à parte anterior do osso hioide e das cartilagens da laringe. Na sétima semana, atinge sua linha média de destino e anterior à traqueia superior. O ducto tireoglosso mantém a conexão da glândula tireoide com a base da língua até a involução e o desaparecimento do ducto. O corpo ultimobranquial, derivado da região ventral da quarta bolsa faríngea, torna-se incorporado à face dorsal da glândula tireoide. O corpo ultimobranquial dá origem às células parafoliculares ou células C da glândula tireoide (Rosen; Sapra, 2019).

Suprimento sanguíneo e linfático

A glândula tireoide tem um suprimento sanguíneo extremamente rico; estima-se que seja seis vezes mais vascular que o rim e relativamente de três a quatro vezes mais vascular que o cérebro. Recebe sangue das artérias tireóideas superior e inferior. Esses vasos pareados suprem o aspecto superior e inferior da glândula. A artéria tireóidea superior é o primeiro ramo da artéria carótida externa, pois se origina perto do nível do corno superior da cartilagem tireóidea. A artéria tireóidea superior, então, move-se de modo anterior, inferior e em direção à linha média atrás do músculo esternotireóideo até o polo superior do lobo da glândula tireoide. A partir desse ponto, a artéria tireóidea superior se ramifica. Um ponto de ramificação percorre o aspecto dorsal da glândula tireoide. O outro ramo superficial corre ao longo do músculo esternotireóideo e dos músculos tireo-hioideos, fornecendo ramos para esses músculos, bem como para o esterno-hioideo. O ramo superficial continua para baixo para dar origem ao ramo cricotireóideo e para suprir o istmo, os lados internos dos lobos laterais e, quando presente, o lobo piramidal (Arrangoiz et al., 2018).

Figura 4.2 Anatomia vascular da tireoide

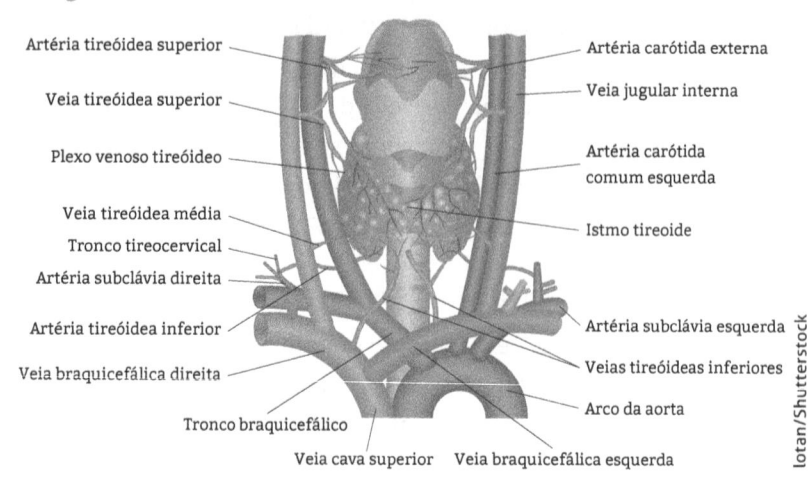

- Artéria tireóidea superior
- Veia tireóidea superior
- Plexo venoso tireóideo
- Veia tireóidea média
- Tronco tireocervical
- Artéria subclávia direita
- Artéria tireóidea inferior
- Veia braquicefálica direita
- Tronco braquicefálico
- Veia cava superior
- Artéria carótida externa
- Veia jugular interna
- Artéria carótida comum esquerda
- Istmo tireoide
- Artéria subclávia esquerda
- Veias tireóideas inferiores
- Arco da aorta
- Veia braquicefálica esquerda

lotan/Shutterstock

O tronco tireocervical origina-se da face anterossuperior da artéria subclávia e dá origem a três ramos, um deles a artéria tireóidea inferior. A artéria tireóidea inferior se ramifica do tronco tireocervical na borda interna do músculo escaleno anterior e avança medialmente para a glândula tireoide. A artéria atinge a superfície posterior do lobo lateral da glândula tireoide no nível da junção dos dois terços superiores e do terço inferior da borda externa. O maior ramo da artéria tireóidea inferior é o ramo cervical ascendente, e é importante não confundir esse ramo com a própria artéria tireóidea inferior. Em 10% da população, existe uma artéria adicional conhecida como *artéria tireóidea ima*, de origem variável, incluindo tronco braquiocefálico, arco aórtico, carótida comum direita, subclávia, artéria pericardiofrênica, tronco tireocervical, escapular transversa ou artéria torácica interna. A ima tireóidea mais comumente se origina do tronco braquiocefálico e supre o istmo e a glândula tireoide anterior (Singh, 2020).

A glândula tireoide é drenada pelas veias tireóideas superior, média e inferior. As veias tireóideas média e superior seguem um trajeto tortuoso e eventualmente drenam para a veia jugular interna em ambos os lados do pescoço. A drenagem da veia tireóidea inferior pode entrar nas veias subclávia ou braquiocefálica, localizadas logo após o manúbrio. A drenagem linfática da glândula tireoide envolve os linfonodos cervicais profundos inferiores, pré-laríngeos, pré-traqueais e paratraqueais. Os linfonodos paratraqueais e cervicais profundos inferiores, especificamente, recebem drenagem linfática do istmo e dos lobos laterais inferiores. As porções superiores da glândula tireoide drenam para os linfonodos pré-traqueais superiores e cervicais (Allen; Fingeret, 2023).

Nervos

O sistema nervoso autônomo inerva principalmente a glândula tireoide. O nervo vago fornece as principais fibras parassimpáticas. As fibras simpáticas, por sua vez, originam-se dos gânglios inferior, médio e superior do tronco simpático. Esses nervos não desempenham um papel no controle da produção ou secreção hormonal, mas influenciam principalmente a parede dos vasos (Lyden; Wang; Sosa, 2023).

Músculos

Vários músculos devem ser considerados ao discutir a anatomia cirúrgica do pescoço e da tireoide (Allen; Fingeret, 2023, tradução nossa):

- *Platisma: o primeiro músculo encontrado durante a dissecção do pescoço é envolvido pela fáscia cervical superficial. Situa-se na região anterior do pescoço e estende-se da fáscia superficial do deltoide sobre a clavícula, atingindo superiormente a mandíbula e a fáscia superficial da face.*
- *Esternocleidomastoideo: forma a porção anterior do triângulo posterior do pescoço. Corre obliquamente da mastoide para a clavícula e o esterno. O esternocleidomastoideo é encontrado anterolateralmente em relação à glândula tireoide.*

- **Músculo digástrico:** estende-se do tubérculo mandibular, passa profunda e inferiormente ao hioide e volta para cima para se fixar à ponta da mastoide.
- **Músculos infra-hióideos:** também são chamados de músculos da alça. Eles incluem quatro músculos emparelhados, encontrados na superfície anterolateral da glândula tireoide. Resultam em movimento grosseiro da laringe durante a deglutição e ajustam o posicionamento da laringe durante a vocalização.
- **Músculo omo-hióideo:** encontrado profundamente no esternocleidomastoideo. Estende-se do osso hioide até a face lateral da clavícula.
- **Músculo esterno-hióideo:** anterior aos demais músculos da alça e à glândula tireoide. Estende-se de sua fixação superior no osso hioide inferiormente ao esterno.
- **Músculo esternotireóideo:** estende-se da linha oblíqua da cartilagem tireóidea até o esterno. Entra em contato com a superfície anterior da glândula tireoide.
- **Músculo tireo-hióideo:** vai da linha oblíqua da cartilagem tireoide até o osso hioide, superiormente.
- **Constritor inferior da faringe:** estende-se de sua inserção anterior na linha oblíqua da cartilagem tireoide e aspecto lateral da cartilagem cricoide até a rafe faríngea. Contata o polo superior do lobo lateral da glândula tireoide, medialmente.

4.1.2 Fisiologia da tireoide

A glândula tireoide é composta de folículos tireoidianos que sintetizam e armazenam o hormônio tireoidiano. As células epiteliais, referidas como *células foliculares* ou *tireócitos*, circundam o coloide no lúmen. As células ultimobranquiais ou neurais que as acompanham se originam nas células C na glândula tireoide, que secretam o hormônio calcitonina (Nussey; Whitehead, 2001).

O hipotálamo solta o hormônio liberador da tireoide (TRH), que estimula os tireótrofos da hipófise anterior a secretar o hormônio estimulante da tireoide (TSH). A hipófise anterior libera TSH e estimula as células foliculares da tireoide a liberar tiroxina,

T4 (80%) e triiodotironina ou T3 (20%). A síntese dos hormônios tireoidianos é dependente de disponibilidade de iodeto, estimulação de TSH e resíduos de tirosina na tireoglobulina (TG). Quando o T4 é liberado na circulação, pode se converter em T3 por meio do processo de desiodação. T4 e T3 podem então exercer *feedback* negativo sobre os níveis de TSH com altos níveis de T3/T4, diminuindo o TSH, com baixos níveis de T3/T4 aumentando os níveis de TSH da hipófise anterior (Pirahanchi; Tariq; Jialal, 2018).

Na **doença primária**, o problema se origina na glândula tireoide. Se a glândula tireoide estiver secretando altos níveis de T3/T4, isso fornecerá *feedback* negativo sobre a hipófise anterior e, assim, diminuirá a secreção de TSH. Se a glândula tireoide estiver secretando níveis baixos de T3/T4, a ausência de *feedback* negativo na hipófise anterior aumentará a secreção de TSH da hipófise anterior. Na **doença secundária**, ou **doença central de hipertireoidismo ou hipotireoidismo**, o problema se origina na hipófise anterior. Se um tumor na hipófise anterior estiver secretando TSH excessivamente alto, isso estimulará as células foliculares da tireoide a secretarem altos níveis de T3/T4. Se a hipófise anterior estiver secretando baixos níveis de TSH, como no pan-hipopituitarismo, essa falta de estimulação das células foliculares da tireoide fará com que secretem baixos níveis de T4. Para avaliar se a doença da tireoide é primária ou secundária, deve-se dosar o TSH em conjunto com os níveis de T3/T4. Se o TSH e o T3/T4 aumentarem ou ambos diminuírem juntos, isso indica hipotireoidismo secundário (central) ou hipertireoidismo secundário. No entanto, se o TSH e o T3/T4 mudarem em direções opostas, isso indica doença tireoidiana primária (Pirahanchi; Tariq; Jialal, 2018).

4.2 Hipotireoidismo e hipertireoidismo

Os hormônios tireoidianos desempenham um papel crucial como reguladores do crescimento, da mielinização do sistema nervoso, do metabolismo e das funções dos órgãos. Os distúrbios que afetam a glândula tireoide representam as endocrinopatias mais comuns na infância. A etiologia e a apresentação clínica dos distúrbios da tireoide em crianças e adolescentes diferem substancialmente daquelas em adultos. Assim, a assistência médica pediátrica requer uma apreciação das características distintas da função e disfunção da tireoide na infância e adolescência. O diagnóstico e o tratamento precoces são essenciais para prevenir danos irreversíveis e permanentes no sistema nervoso e atraso no desenvolvimento, especialmente em lactentes, pois são extremamente vulneráveis à disfunção tireoidiana (Bettendorf, 2002).

4.2.1 Hipotireoidismo

Em crianças, pode ser classificado como primário ou secundário (central), congênito ou adquirido, transitório ou permanente. A incidência de **hipotireoidismo congênito** varia conforme a área geográfica: na proporção de 1:3.300 neonatos na Europa a 1:5.700 neonatos no Japão; em média, 1:4.500 neonatos na maioria das outras áreas. As taxas de prevalência no período neonatal para os vários distúrbios da tireoide que podem levar ao hipotireoidismo neonatal foram relatadas na proporção de 1:4.000 para disgenesia da tireoide, 1:30.000 para disormonogênese da tireoide, 1:40.000 para hipotireoidismo transitório e 1:100.000 para hipotireoidismo central (distúrbios hipotalâmico-hipofisários) (Bona; Luca; Monzani, 2015).

O **hipotireoidismo primário** é caracterizado pela produção de hormônios tireoidianos na glândula tireoide de modo inadequado para suprir as necessidades do organismo. Um grupo heterogêneo de anormalidades do desenvolvimento é responsável por 80%-90% de todos os casos de hipotireoidismo congênito devido à disgenesia da tireoide; esse grupo inclui agenesia (40%), hipogênese (25%) e ectopia (35%). Defeitos em uma das etapas da síntese dos hormônios tireoidianos, a disormonogênese, são encontrados em 10%-20% dos pacientes com hipotireoidismo congênito (ausência de resposta ao TSH e deficiência de NIS, TPO, TG ou desiodase). A secreção e a ação insuficientes do hormônio liberador de tireotrofina (TRH) hipotalâmico e do TSH hipofisário causam **hipotireoidismo secundário ou central** (anomalias hipotalâmico-hipofisárias, deficiências múltiplas de hormônios hipofisários, deficiência isolada de TSH). Pacientes com resistência ao hormônio tireoidiano decorrente de um receptor nuclear de hormônio tireoidiano defeituoso apresentam níveis circulantes elevados de T4 e T3 com concentração sérica de TSH normal ou aumentada. O **hipotireoidismo transitório** ocorre em 5%-10% das crianças com hipotireoidismo congênito. As causas mais comuns são autoanticorpos bloqueadores do receptor de TSH materno, deficiência endêmica de iodo, contaminação por iodo e ingestão de drogas antitireoidianas ou goitrogênio (Mio et al., 2020).

A maioria dos casos de hipotireoidismo congênito parece ser esporádica, com exceção de erros inatos da síntese de hormônios tireoidianos ou disormonogênese, que são de herança autossômica recessiva. A prevalência de hipotireoidismo congênito parece ser maior em meninas do que em meninos. É mais comum em hispânicos do que em brancos, e acredita-se que seja menos comum em negros. Novos dados de estudos populacionais em famílias de crianças com hipotireoidismo congênito decorrente da disgenesia da tireoide mostraram um agrupamento familiar de anormalidades do desenvolvimento da tireoide, o que indica que fatores genéticos podem estar envolvidos na etiologia do hipotireoidismo congênito. Um modo de herança autossômico dominante com penetrância relativamente baixa foi sugerido. Além disso, uma frequência significativamente maior de malformações congênitas extratireoidianas em comparação com a população em geral – por exemplo, afetando o coração, o sistema nervoso e os olhos – foi relatado em crianças com hipotireoidismo congênito (Rastogi; Lafranchi, 2010).

As manifestações clínicas do hipotireoidismo dependem do tempo de início da disfunção tireoidiana. Podem ser bastante inespecíficas e sutis na primeira infância e não aparecer até os dois meses de idade. Hoje, os recém-nascidos afetados são diagnosticados bioquimicamente por meio de programas de triagem para hipotireoidismo congênito antes do início de quaisquer sintomas. Na primeira infância, os sinais de hipotireoidismo em pacientes não tratados podem ser icterícia prolongada, letargia, constipação, problemas de alimentação, hérnia umbilical, macroglossia, fontanelas grandes e hipotonia; mais tarde, atraso nos marcos de desenvolvimento, desaceleração do crescimento linear, atraso esquelético e dentário, maturação, miopatia e fraqueza, fadiga e puberdade tardia podem ser os sintomas predominantes. Outros sinais de disfunção tireoidiana transitória podem incluir baixo débito cardíaco, disfunção ventricular esquerda, aumento da resistência vascular e comprometimento dos impulsos ventilatórios, sequelas do curso de terapia intensiva pós-operatória em crianças com malformações cardíacas congênitas em recuperação de cirurgia cardíaca. O impacto clínico da hipotiroxinemia com concentrações normais de TSH, que é frequentemente observado em prematuros, tem sido investigado intensivamente, mas nenhuma evidência conclusiva foi fornecida de que a morbidade de prematuros possa ser atribuída à disfunção da tireoide. Essa hipotiroxinemia geralmente desaparece nos primeiros dois meses de vida (Bettendorf, 2002).

4.2.2 Hipertireoidismo

O termo *hipertireoidismo* refere-se a uma forma de tireotoxicose em razão da alta síntese e à secreção inadequadas de hormônio(s) tireoidiano(s) pela tireoide. A principal causa de hipertireoidismo em adolescentes é a doença de Graves (DG); no entanto, deve-se considerar também outras causas potenciais, como bócio nodular tóxico (único ou multinodular) e outros distúrbios raros que levam à produção e à liberação excessivas de hormônios tireoidianos (Niedziela, 2021).

Em geral, a tireotoxicose pode ocorrer (Rossdouglas et al., 2016):

- se a tireoide for excessivamente estimulada por fatores tróficos;
- se houver ativação constitutiva da síntese e secreção do hormônio tireoidiano, levando à liberação autônoma do excesso do hormônio tireoidiano;
- se os estoques tireoidianos de hormônio pré-formado forem liberados passivamente em quantidades excessivas por conta de insulto autoimune, infeccioso, químico ou mecânico;
- se houver exposição a fontes extratireoidianas de hormônio tireoidiano, que podem ser endógenas (*struma ovarii*, câncer de tireoide metastático diferenciado) ou exógenas (tireotoxicose factícia).

A DG é responsável por 60-80% de todas as formas de hipertireoidismo em crianças e adolescentes e, de acordo com algumas fontes, pode ser responsável por até 95% dos casos de hipertireoidismo; portanto, pode ser considerada quase sinônimo de hipertireoidismo na infância e adolescência. A incidência de DG varia entre os países e pode estar aumentando com uma incidência anual de 1 em 10.000 adolescentes no Reino Unido, por exemplo. Em toda a população pediátrica estadunidense, ocorre com prevalência de 1:10.000, em comparação com 1:1.000 em adultos. O início geralmente acontece na adolescência, e as meninas são de três a quatro vezes mais afetadas do que os meninos (menores de 4 anos de idade, e não há dependência/predominância do sexo). A segunda causa mais frequente de hipertireoidismo é a tireoidite autoimune (TAI), com sua fase hipertireoidiana denominada *haxitoxicose*. Ambas as causas são de origem autoimune, em contraste com as demais formas potenciais de hipertireoidismo de origem não autoimune, raras no período da adolescência, mas que podem ocorrer em grupos selecionados de pacientes (Niedziela, 2021).

O hipertireoidismo leva a um aumento no metabolismo do corpo. Em crianças e jovens, os sintomas mais óbvios podem ser a perda de peso e o rápido crescimento. Há uma longa lista de outros sintomas e sinais associados ao hipertireoidismo, embora nem todos os pacientes tenham todos eles: palpitações cardíacas ou batimentos cardíacos acelerados e sudorese, não sendo capaz de suportar calor, cansaço, nervosismo e irritabilidade, tremor, músculos fracos, dificuldade de concentração e de ficar parado, glândula tireoide aumentada (um bócio). Os sintomas podem aparecer muito rapidamente – no espaço de alguns dias ou semanas – ou podem se desenvolver por um longo período de tempo. Ocasionalmente, crianças com doença de Graves também podem desenvolver doença ocular da tireoide, geralmente bastante leve (Cherella, 2021).

É possível ter vida normal com uma doença da tireoide?

Uma doença da tireoide é, muitas vezes, condição médica que precisará ser gerenciada constantemente. Envolve medicação diária, com monitoramento do médico e ajustes da dose no decorrer do tempo.

No entanto, geralmente é possível ter uma vida normal. Pode levar algum tempo para se encontrar a opção de tratamento certa e para se controlar os níveis hormonais, mas é uma doença que permite viver a vida sem muitas restrições.

4.3 Hipotireoidismo leve ou subclínico

O hipotireoidismo leve, ou subclínico, é bioquimicamente definido como níveis séricos de TSH acima do limite superior do intervalo de referência, na presença de concentrações séricas normais de T4 total e T4 livre (T4L). No período neonatal, pode ser constatado pela presença de um valor de TSH entre 6 e 20 mUI/L e níveis normais de T4L. Após o período neonatal, pode ser definido como leve (TSH 4,5 a 10 mUI/L) ou grave (TSH maior que 10 mUI/L). Tendo em vista a grande variabilidade das concentrações de TSH entre indivíduos saudáveis e entre diferentes métodos bioquímicos, duas medidas independentes de TSH acima do limite superior do intervalo de referência, na presença de valores normais de T4L, são necessárias para indicar hipotireoidismo subclínico persistente (Salerno et al., 2016).

O hipotireoidismo leve em crianças difere daquele em adultos tanto na etiologia quanto na história natural. Além disso, embora na infância o hipotireoidismo manifesto seja conhecido por afetar gravemente o crescimento e o desenvolvimento neurocognitivo, os efeitos do hipotireoidismo leve ainda não estão completamente definidos. Portanto, o manejo dessa condição é desafiador e está estritamente relacionado à idade dos pacientes, diferindo-se entre neonatos e crianças.

4.3.1 Hipotireoidismo subclínico no recém-nascido

No período neonatal, o hipotireoidismo leve corresponde à presença de um valor de TSH entre 6 e 20 mUI/L e níveis normais de T4L. O hipotireoidismo congênito leve pode ser transitório ou permanente. Nos últimos anos, o aumento da sensibilidade no teste de TSH, o uso de valores de corte de TSH reduzidos e uma maior taxa de sobrevivência de um número crescente de bebês prematuros resultaram em um aumento progressivo da incidência de formas leves e potencialmente transitórias de hipotireoidismo congênito (Olivieri; Fazzini; Medda, 2015).

O hipotireoidismo congênito e, em particular, hipotireoidismo congênito **leve** são mais comuns em algumas categorias de risco, como prematuros ou recém-nascidos doentes, bebês pequenos para a idade gestacional, crianças nascidas após fertilização *in vitro* (FIV) e em gravidez de múltiplos. Nessas categorias, os testes de triagem iniciais podem ser inadequados ou fornecer resultados normais. Por esse motivo, as diretrizes da European Society for Pediatric Endocrinologist (ESPE) sugerem uma estratégia de segunda triagem por volta de duas semanas de idade ou duas semanas após a primeira triagem. Outros fatores de risco que devem ser levados em consideração para o segundo exame de triagem são: presença de cromossomopatias, malformações, tratamento com esteroides durante a gravidez ou no período neonatal e disfunção tireoidiana materna (Vigone et al., 2018).

O manejo ideal de neonatos com leve aumento isolado dos níveis de TSH ainda é debatido e deve ser individualizado. Além disso, considerando o potencial comprometimento do neurodesenvolvimento, cada caso de hipotireoidismo congênito leve deve ser cuidadosamente monitorado.

4.3.2 Hipotireoidismo leve na criança

Hipotireoidismo leve após o período neonatal pode ser definido como TSH de 4,5 a 10 mUI/L na presença de T4L normal. Dados sobre a epidemiologia do hipotireoidismo subclínico na infância são escassos; a prevalência de disfunção tireoidiana subclínica leve em crianças e adolescentes, de acordo com dois grandes estudos populacionais, varia entre 1,7% e 2,9% (Lazar et al., 2009).

A maior parte dos estudos indica que o hipotireoidismo subclínico em crianças frequentemente se resolve espontaneamente ou pode persistir sem progredir para hipotireoidismo evidente. Em um grande estudo israelense, 73,6% das crianças com hipotireoidismo subclínico leve normalizaram seu TSH em 5 anos; aproximadamente 25% delas mantiveram o TSH estável. Além disso, um estudo prospectivo de dois anos em 92 crianças demonstrou que a hipertensão arterial (HAS) leve se resolveu espontaneamente em 41,3% dos participantes, permaneceu estável em 46,7% e evoluiu para hipotireoidismo (TSH maior que 10 mUI/L) apenas em 12%. No entanto, a história natural do hipotireoidismo subclínico depende substancialmente de sua etiologia, conforme discutido nos próximos parágrafos (Vigone et al., 2018).

4.3.3 Hipotireoidismo subclínico e obesidade infantil

Um leve aumento isolado dos níveis de TSH, associado a valores de T4 livre e valores de T3 livre que estão dentro ou ligeiramente acima da faixa superior da normalidade, é um achado comum em crianças com sobrepeso e obesidade, com prevalência variando entre 7% e 23% (Niranjan; Wright, 2016).

Quase um terço das crianças com obesidade e níveis elevados de TSH têm um padrão hipoecogênico da glândula tireoide na ultrassonografia, o que pode representar uma característica de desarranjo da tireoide decorrente da própria obesidade ou um marcador precoce de tireoidite autoimune soronegativa. No entanto, a tireoidite autoimune raramente foi relatada como causa de um aumento leve de TSH na obesidade infantil, e um estudo recente em uma grande coorte de 938 crianças e adolescentes com obesidade relatou que apenas 7% tinham tireoidite autoimune (Vigone et al., 2018).

Outros mecanismos que podem levar ao aumento dos níveis de TSH em crianças com obesidade são mutações no gene TSHR, distúrbios funcionais no eixo hipotálamo-hipófise-tireoide e resistência aos hormônios tireoidianos. No entanto, a ligação mais promissora entre obesidade e níveis elevados de TSH parece ser o aumento da produção de pró-TRH mediada pela leptina, porque a leptina é capaz de estimular e, assim, regular a função do eixo hipotálamo-hipófise-tireoide (Reinehr, 2011).

Apesar da incerteza em relação ao mecanismo subjacente, os achados de que as anormalidades na função tireoidiana e no TSH se normalizam principalmente após a perda de peso sustentam a hipótese de que o aumento do TSH em pacientes obesos é reversível; parece ser uma consequência, e não uma causa da obesidade. Além disso, o leve aumento dos níveis de TSH na obesidade pode representar uma resposta adaptativa projetada para reduzir a disponibilidade de energia para conversão em gordura; portanto, o tratamento com tiroxina parece desnecessário em crianças obesas (Reinehr, 2011).

4.3.4 Tratamento e complicações do hipotireoidismo subclínico

Existe discordância sobre tratar ou não crianças com hipotireoidismo subclínico e o ponto de corte a ser usado para a decisão pelo tratamento. O manejo ideal de crianças com hipotireoidismo subclínico deve levar em consideração idade, anormalidades clínicas e bioquímicas, grau de aumento do nível de TSH, etiologia, duração da disfunção tireoidiana e presença de síndromes. A gestão deve ser individualizada. Existe sinalização para o tratamento de crianças com níveis séricos de TSH superiores a 10 mU/L, e ela se aplica especialmente a crianças com hipotireoidismo de Hashimoto e piora progressiva da função tireoidiana com o passar do tempo. No entanto, o tratamento de formas leves de hipotireoidismo subclínico (TSH, 4,5-10 mU/L) é incerto e deve ser individualizado. Em pacientes com hipotireoidismo subclínico leve sem sintomas ou sinais de hipotireoidismo, recomenda-se a avaliação regular dos níveis de TSH e T4L a cada 6 meses e autoanticorpos tireoidianos, além de ultrassonografia tireoidiana anual. Isso é particularmente necessário para aqueles com distúrbios autoimunes com risco aumentado de progressão para hipotireoidismo evidente (Crisafulli et al., 2019).

Em recém-nascidos, se os níveis venosos de TSH estiverem persistentemente acima de 20 mUI/L com níveis normais de T4, é aconselhável iniciar o tratamento com L-T4. No entanto, se os níveis de TSH estiverem entre 6 e 20 mUI/L com níveis normais de T4L, a decisão de iniciar o tratamento deve ser individualizada (Vigone et al., 2018).

Finalmente, deve-se ter em mente que o TSH elevado em crianças com nódulo tireoidiano é um preditor independente de malignidade da tireoide e, portanto, parâmetros objetivos, como bócio e exame ultrassonográfico, devem ser cruciais no seguimento de indivíduos com hipotiroidismo não tratado e tratado, mas com história prévia de elevação de TSH (Salerno; Improda; Capalbo, 2020).

4.4 Resposta endócrina ao exercício em crianças e adolescentes

A atividade física é bem conhecida por fornecer múltiplos benefícios relacionados à saúde em crianças e adolescentes. No entanto, 81% dos adolescentes de 11 a 17 anos são insuficientemente ativos fisicamente em todo o mundo, com diferenças significativas entre gêneros, regiões e países. A inatividade física é uma séria ameaça à saúde e ao bem-estar da população; é necessária a ampliação urgente de políticas e programas eficazes conhecidos para aumentar os níveis de atividade física, incluindo crianças e adolescentes (WHO, 2013).

O comportamento sedentário é uma consideração importante, ao ser analisado ao lado da atividade física, quanto à contribuição para a saúde de crianças e adolescentes. O comportamento sedentário é definido como qualquer comportamento de vigília caracterizado por um gasto energético inferior ou igual a 1,5 equivalente metabólico na postura sentada, reclinada ou deitada. Comportamentos sedentários comuns incluem usar *smartphone* ou *tablet*, assistir TV, jogar *videogame*, usar computador, dirigir ou andar de carro e ler/estudar sentado. O excesso de tempo sedentário é generalizado entre crianças e adolescentes em todo o mundo, e há evidências emergentes sobre os efeitos negativos para a saúde e a potencial carga de saúde pública associada a altos níveis de comportamento sedentário (Katzmarzyk et al., 2019).

O plano de ação global da Organização Mundial da Saúde (OMS) sobre atividade física até 2030 foi lançado em 2018, e todos os 194 Estados-membros concordaram com a nova meta de redução relativa de 15% na inatividade física global. Isso fez com que a OMS atualizasse as recomendações globais de 2010. Em 2019, a organização divulgou diretrizes para atividade física, comportamento sedentário e sono para crianças menores de 5 anos de idade. Em 2020, foi a vez das diretrizes para sobre atividade física e comportamento sedentário para crianças, adolescentes, adultos, idosos e subpopulações, como gestantes, puérperas e pessoas que vivem com condições crônicas ou deficiências (Chaput et al., 2020).

Pesquisas experimentais mostram que o exercício e a atividade física agudos não apenas afetam positivamente o desenvolvimento físico e a saúde, mas também podem melhorar o desempenho cognitivo. O campo da fisiologia do exercício pediátrico ainda é uma ciência emergente. A maturação biológica e as grandes variações na morfologia levantam desafios no estudo e na descrição das respostas fisiológicas em crianças e adolescentes. Em razão dessa variabilidade, a idade cronológica não é um meio confiável de comparação. O estadiamento de Tanner, que descreve a maturação sexual, tem mérito clínico, porém não se mostra tão confiável na fisiologia do exercício. Ademais, existem aspectos éticos, o que torna a pesquisa nessa população mais desafiadora do que em adultos (Falk et al., 2018).

O aumento dos hormônios sexuais na puberdade leva a uma variedade de mudanças no funcionamento fisiológico que afetam o desempenho do exercício. O treinamento físico tem sido associado a uma inibição do eixo hipotálamo-hipófise-gonadal. Esse impacto do exercício regular no funcionamento reprodutivo pode ser mediado por estado nutricional, equilíbrio calórico, composição corporal ou alguma combinação destes. O exercício vigoroso regular mostrou retardar o crescimento linear apenas em ginastas. Embora o significado dessa inibição de hormônios não seja completamente compreendido, os baixos níveis de estrogênio podem ter um efeito de longo prazo no desenvolvimento ósseo (West et al., 2019).

Pensa-se que as vias metabólicas em resposta à atividade variam com o desenvolvimento das crianças. A glicólise anaeróbica aumenta progressivamente à medida que as crianças envelhecem, e a capacidade metabólica aeróbica diminui. Essas mudanças progridem de maneira constante na infância sem influência significativa da puberdade. A relação desse fenômeno com o tamanho do corpo imita o padrão observado em adultos (Falk et al., 2018).

Curiosidade

As respostas ao exercício em crianças são frequentemente comparadas com adultos segundo a compreensão atual da fisiologia do exercício adulto. Existem variações nas respostas entre esses dois grupos. Parte dessa variação está presente apesar da normalização de tamanho. Um resumo das respostas fisiológicas para crianças está listado no quadro a seguir (MCardle; Katch; Katch, 2015).

Quadro 4.1 **Respostas fisiológicas ao exercício regular**

Cardiopulmonar	Melhor capacidade de exercício aeróbico
	Aumento do débito cardíaco
	Aumento da capacidade ventilatória
Composição do corpo	Obesidade diminuída
	Diminuição da gordura corporal
	Aumento da massa corporal magra
Força e resistência muscular	Melhora da função musculoesquelética
	Prevenção de atrofia e lesão muscular
	Maior força
	Aumento da capacidade oxidativa
Flexibilidade	Melhora da função musculoesquelética
	Prevenção de contraturas articulares

Importante!

A frequência cardíaca de repouso diminui durante a infância. O volume sistólico aumenta proporcionalmente ao tamanho do ventrículo esquerdo. A frequência cardíaca máxima permanece constante na infância, e o volume sistólico durante o exercício máximo aumenta proporcionalmente ao tamanho do corpo e ao tamanho do ventrículo esquerdo. Portanto, o volume sistólico serve como determinante do aumento do débito cardíaco máximo na criança em crescimento.

Síntese

Neste capítulo, discorremos sobre a glândula tireoide, que é um pequeno órgão localizado na frente do pescoço, enrolado na traqueia, com a forma de borboleta, menor no meio e com duas asas largas que se estendem ao redor da garganta. A tireoide produz hormônios que ajudam a controlar muitas funções vitais do corpo.

Quando a tireoide produz muito hormônio tireoidiano (superativo), a condição é chamada de *hipertireoidismo*; quando produz pouco (hipoatividade), de *hipotireoidismo*.

A tireoide desempenha um papel relevante na regulação do metabolismo das crianças. Os hormônios T4 e T3 estimulam todos os tecidos do corpo a produzir proteínas e a aumentar a quantidade de oxigênio usada pelas células. A glândula tireoide produz hormônios que controlam o metabolismo, a frequência cardíaca, a temperatura corporal e outras funções corporais. Quando não funciona adequadamente, as crianças correm o risco de atraso no desenvolvimento cerebral, problemas de crescimento, problemas de peso e puberdade precoce ou tardia. Em crianças pequenas, os hormônios da tireoide são críticos para o desenvolvimento e o crescimento do cérebro.

Em resumo, sinais e sintomas da doença da tireoide são semelhantes em crianças, adolescentes e adultos. No entanto, existem algumas diferenças importantes relacionadas ao crescimento, ao desenvolvimento e ao comportamento. Se as crianças forem tratadas de maneira precoce e adequada, com acompanhamento regular, elas crescerão e se desenvolverão normalmente.

Atividades de autoavaliação

1. Leia as assertivas a seguir.
    I. A tireoide está conectada com a hipófise para regular o sistema hormonal.
    II. A tireoide é o maior órgão endócrino, localizada no pescoço; a hipófise está localizada no encéfalo.

Agora, assinale a alternativa que relaciona corretamente as duas assertivas:

a) As duas assertivas são verdadeiras, e a primeira não justifica a segunda.
b) As duas assertivas são verdadeiras, e a segunda justifica a primeira.
c) As duas assertivas são falsas, pois o maior órgão humano é a pele.
d) As duas assertivas são falsas não se conectam.
e) As duas assertivas são verdadeiras, e a primeira justifica a segunda.

2. A tireoide é uma glândula na forma de:

a) coração.
b) borboleta.
c) anel.
d) retângulo.
e) losango.

3. O papel da tireoide é:

a) produzir hormônios e controlar o metabolismo do corpo.
b) apenas produzir hormônios.
c) apenas controlar o metabolismo do corpo.
d) auxiliar a hipófise na produção do TSH.
e) interferir ativamente no crescimento ósseo.

4. Em caso de hipotireoidismo, qual disfunção está ocorrendo com a tireoide?

a) Baixa produção de TSH.
b) Alta produção de TSH.
c) Baixa produção de GSH.
d) Alta produção de GSH.
e) Nessa condição, não há envolvimento da tireoide.

5. Algumas das condições que levam a doenças da tireoide são:
   a) tireoidite.
   b) tireotoxicose.
   c) deficiência de iodo.
   d) tireoide com baixo funcionamento.
   e) Todas as alternativas estão corretas.

Questões para reflexão

1. Quais hormônios a glândula tireoide secreta?

2. O hipotireoidismo central ocorre quando o cérebro não produz o hormônio estimulante da tireoide (TSH). Além de um TSH baixo, o hipotireoidismo central pode estar associado a deficiências de outros hormônios. Quais são eles?

Atividade aplicada: prática

1. Os problemas associados ao hipotireoidismo que começam na primeira infância e variam de acordo com a idade da criança. Observe as seguintes condições em uma criança do seu círculo familiar ou social:

   - altura menor que a média;
   - membros mais curtos do que a média;
   - dentes permanentes que se desenvolvem mais tarde;
   - puberdade que começa mais tarde;
   - desenvolvimento mental atrasado;
   - frequência cardíaca mais lenta;
   - cabelo quebradiço;
   - características faciais inchadas.

Estes são os sintomas mais frequentes da tireoide em adultos que aparecem em crianças: cansaço, constipação e pele seca. Você acredita que os problemas na tireoide podem refletir em baixo aproveitamento escolar nas crianças com essa patologia? Por quê?

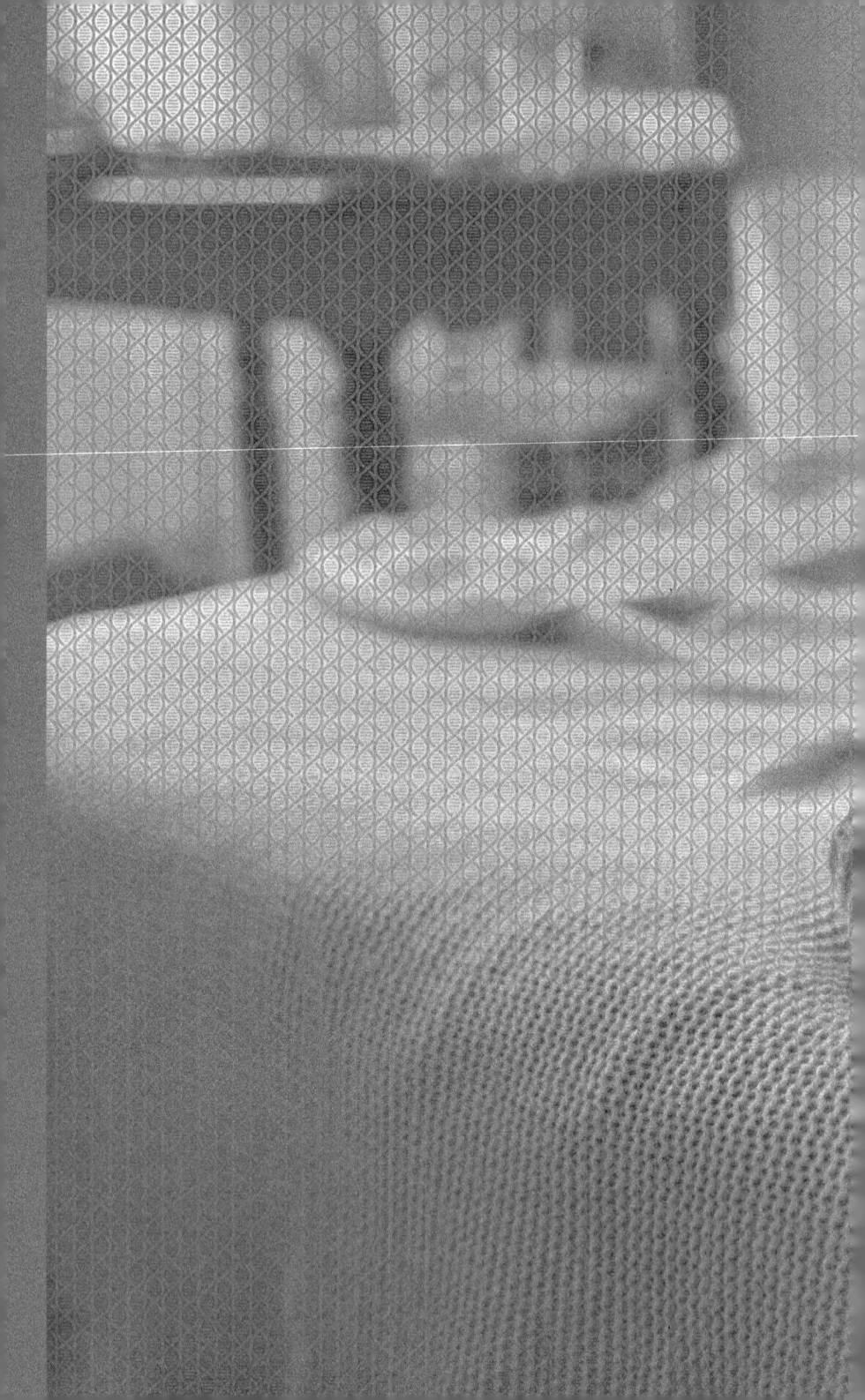

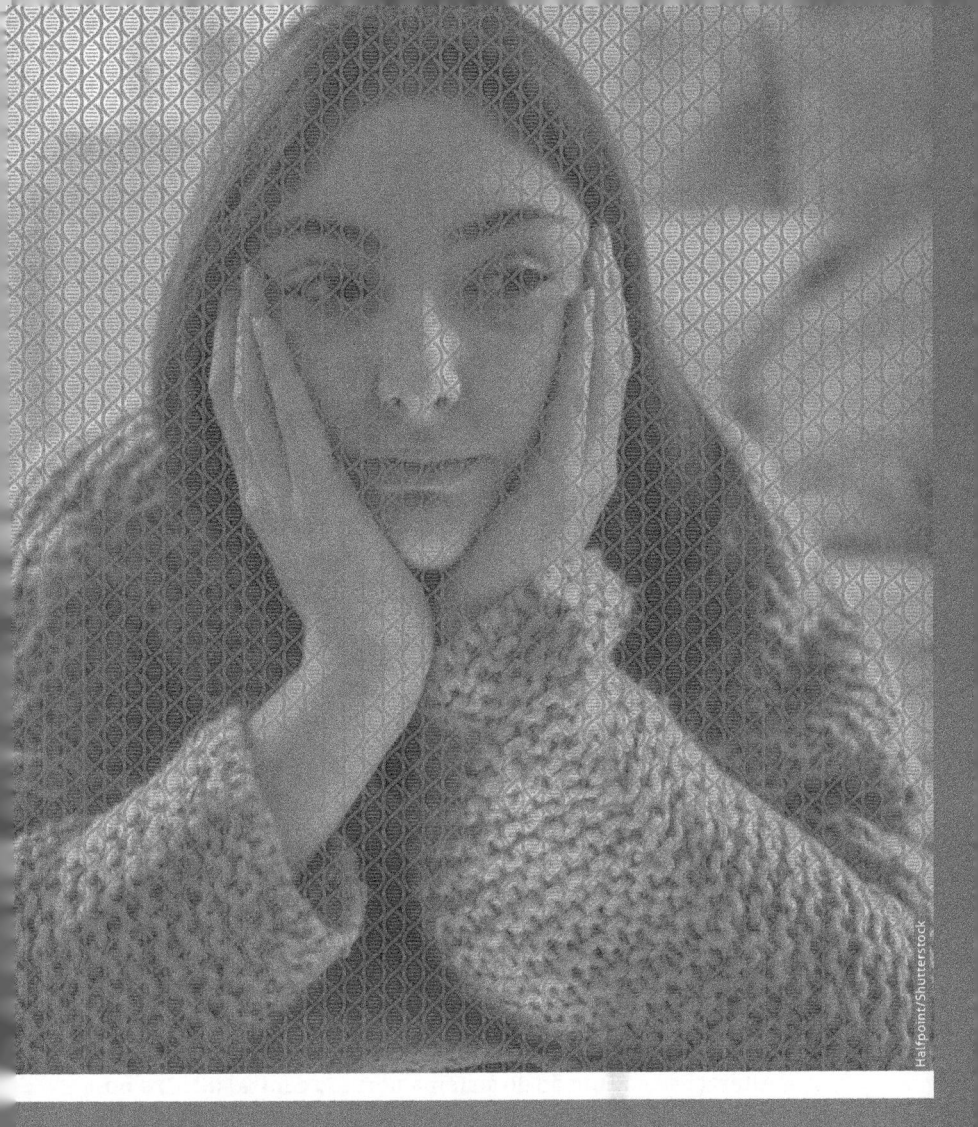

Capítulo 5

Puberdade precoce e tardia

A puberdade tem início quando o corpo começa a produzir quantidades extras de hormônios, levando a mudanças físicas e emocionais. Um distúrbio da puberdade é quando esses processos e mudanças não ocorrem como normalmente deveriam.

A puberdade é um processo importante que os profissionais de saúde de crianças e adolescentes devem se sentir à vontade para discutir. É um período dinâmico de crescimento físico, maturação sexual e realização psicossocial que geralmente começa entre 8 e 14 anos de idade. A idade de início varia em função de sexo, etnia, estado de saúde, genética, nutrição e nível de atividade física e decorre de alterações hormonais desencadeadas pelo hipotálamo. O processo normal da puberdade é complexo e envolve muitas vias hormonais diferentes. Tanto a puberdade precoce quanto a tardia podem ter implicações físicas e psicológicas para a população pediátrica. Crianças com variantes de desenvolvimento puberal normal – puberdade precoce e tardia – são comuns e é importante reconhecer quando as variações são normais e quando o encaminhamento para avaliação adicional é indicado (Pinyerd; Zipf, 2005).

A puberdade é o processo fisiológico pelo qual os adolescentes atingem a maturidade sexual e se tornam capazes de se reproduzir. O principal mecanismo subjacente a essa transição é a estimulação gonadal pelo aumento dos níveis de gonadotrofina (Gn), liberada de maneira pulsátil pela glândula pituitária. Alterações na função do sistema nervoso central (SNC) e no eixo hipotálamo-hipófise (HP), em particular, sustentam o processo de liberação de Gn (hormônio luteinizante, LH e hormônio folículo estimulante, FSH). O aumento na produção de esteroides sexuais gonadais após a estimulação de Gn é responsável por mudanças em muitos tecidos, incluindo genitália, pele, mama, cérebro, músculo e osso.

Embora a puberdade seja caracterizada por alterações profundas na produção de Gn e esteroides sexuais, não é a primeira vez que a ativação do eixo HP estimula a função gonadal – Gn e/ ou produção de esteroides sexuais gonadais têm uma influência importante no desenvolvimento genital e do SNC no útero, particularmente em homens, e a atividade hipotálamo-hipófise-gonadal (HPG) é um componente importante do desenvolvimento gonadal entre o nascimento e a puberdade. Uma compreensão da atividade do HPG e do padrão de crescimento na infância é útil, porque coloca as mudanças físicas associadas à puberdade no contexto.

5.1 Processo maturacional da infância à adolescência

A maturação, no que se refere ao crescimento humano, é o tempo necessário e o processo de mudança que acontece até se atingir o estado de maturação adulta. As mudanças físicas e fisiológicas evoluem em ritmos distintos, dependendo do sujeito. Existem diferenças entre homens e mulheres quanto à idade em que o pico de velocidade de crescimento começa e à idade em que ocorre o pico máximo de crescimento. É comum observar isso entre 9,3 e 15 anos de idade no sexo feminino e entre 12 e 15,8 anos no sexo masculino (Albaladejo-Saura et al., 2021).

5.1.1 Crescimento e placa de crescimento

O crescimento linear ocorre porque os ossos se alongam. A ossificação endocondral é o processo pelo qual o tecido ósseo é criado nos ossos longos do esqueleto. É impulsionado por condrócitos (células da cartilagem) dentro da placa de crescimento (GP), e é o processo subjacente à formação óssea e ao crescimento longitudinal da maior parte do esqueleto (Rosen, 2004).

Durante a fase inicial do desenvolvimento esquelético no útero, as células mesenquimais se condensam em elementos teciduais em locais específicos que formam a estrutura dos futuros ossos. Por volta de cinco semanas de gestação, esses anágenos pré-cartilaginosos ou brotos refletem forma, tamanho, posição e número de elementos esqueléticos presentes no esqueleto maduro. Depois disso, ocorre a diferenciação em condrócitos ou osteoblastos. Os condrócitos dentro de cada tecido se organizam em GPs e se movem conforme seu padrão ordenado associado de fases de repouso, proliferativas e hipertróficas (Mackie; Tatarczuch; Mirams, 2011).

A zona de repouso contém condrócitos pequenos e dispersos que não estão ativamente envolvidos no crescimento ósseo e reabastecem o *pool* de condrócitos proliferativos quando necessário. Os condrócitos da zona proliferativa são empilhados ordenadamente e são capazes de se replicar rapidamente. Na fase hipertrófica, os condrócitos aumentam sua altura entre 5 e 10 vezes, mas permanecem orientados em colunas. Ao atingirem a fase hipertrófica, promovem a invasão dos vasos sanguíneos e a produção de uma matriz extracelular (MEC) rica em colágeno tipo 2, agrecano e citocinas. A presença de fatores de crescimento facilita a invasão vascular e a mineralização da matriz. O tamanho dos condrócitos hipertróficos e a taxa de crescimento ósseo são altamente correlacionados (Ağırdil, 2020).

A MEC cartilaginosa é gradualmente substituída por uma MEC óssea (rica em colágeno tipo 1) quando ocorre a apoptose dos condrócitos hipertróficos e os osteoblastos invadem o arcabouço cartilaginoso. À medida que os osteoblastos depositam novo osso para formar o periósteo, o centro de ossificação primário se expande em direção às extremidades do modelo de cartilagem. Nos ossos longos, um centro de ossificação secundário se forma posteriormente na extremidade do osso, deixando um GP cartilaginoso entre os dois centros de ossificação nos quais ocorre o crescimento (Wood; Lane; Cheetham, 2019).

5.1.2 Crescimento pré-natal

A taxa de crescimento intrauterino depende de uma variedade de fatores fetais, maternos e paternos, que atuam como reguladores positivos ou negativos do processo de crescimento. Fatores maternos importantes incluem estado nutricional, tamanho corporal, pressão arterial, tamanho da placenta e potencial de crescimento uterino. Hiperglicemia com o aumento associado da liberação de carboidratos e hiperinsulinemia fetal promovem o crescimento, resultando em aumento do comprimento e do peso *in utero*. Exposições a toxinas, como álcool e fumaça de tabaco, prejudicam o crescimento fetal. O estado nutricional é um fator-chave na fase pré-natal, juntamente dos reguladores hormonais, notadamente os fatores de crescimento semelhantes à insulina 1 e 2 (IGF-1-2). Os hormônios tireoidianos também têm um papel importante na regulação do crescimento fetal, como demonstrado pela relação positiva entre concentrações de tiroxina umbilical e peso/comprimento corporal ao nascimento. O pico de velocidade de crescimento pré-natal geralmente ocorre entre as semanas gestacionais 20-24, atingindo cerca de 2,5 cm por semana (Wood; Lane; Cheetham, 2019).

5.1.3 Crescimento na infância

Aos 2-3 anos de idade, meninos e meninas tendem a crescer a uma taxa que resulta em determinado percentil. É durante essa fase que a velocidade de crescimento é menos afetada pelo estado nutricional e mais pelos reguladores hormonais. A nutrição adequada na infância continua sendo um componente importante do bem-estar geral e a influenciar o crescimento. Uma alta ingestão dietética de proteína demonstrou aumentar a concentração sérica de IGF-1 em 25% com a ação anabólica do IGF-1, elevando a síntese proteica, a densidade mineral óssea e a massa muscular. Por outro lado, crianças com desnutrição mostraram ter níveis mais baixos de IGF-1. De 2 a 6 anos de idade, a velocidade de crescimento é tipicamente em torno de 6 a 8 cm por ano, com um aumento sutil na taxa de crescimento na adrenarca (Murray; Clayton, 2013).

Doença crônica, redução na produção normal ou ação de reguladores hormonais, como hormônio do crescimento (GH) e IGF-1 ou um esqueleto anormal, podem estar associados ao crescimento lento. Por outro lado, a secreção excessiva de GH e tiroxina pode resultar em um crescimento anormal e rápido da criança. Fatores patológicos como doenças crônicas que impactam no crescimento pré-púbere podem retardar a puberdade e reduzir a altura final do adulto (Wood; Lane; Cheetham, 2019).

▪ Crescimento na primeira infância

A taxa de crescimento durante a primeira infância é mais rápida do que em qualquer outra fase da vida pós-natal, com média de 25 cm por ano. É amplamente dependente do estado nutricional, como era nos últimos estágios da gravidez. Durante os primeiros dois anos de vida, o hormônio do crescimento (GH) assume um papel cada vez mais importante no crescimento longitudinal; crianças com deficiência isolada de GH têm um comprimento de nascimento quase normal, mas são tipicamente curtas aos 2 anos de idade. Não é incomum que bebês saudáveis cruzem gráficos de percentis nessa fase de crescimento mostrando evidências de *catch up* (cruzando os percentis de altura para cima à medida que crescem) ou *catch down* (cruzando os percentis de altura para baixo à medida que crescem). Portanto, o cruzamento de percentis nesse estágio geralmente não sugere patologia subjacente e pode simplesmente refletir a contribuição genética de fatores como a estatura dos pais. Os bebês que desenvolvem uma massa gorda aumentada nessa fase da vida tendem a ser relativamente altos. O padrão de crescimento na infância estabelece a trajetória de crescimento que leva à puberdade (Benyi; Sävendahl, 2017).

5.1.4 Crescimento na infância pré-puberal

A fase mais rápida de crescimento ocorre no útero; a taxa de crescimento diminui rapidamente após o nascimento. Se os recém-nascidos continuassem em sua taxa de crescimento *in utero*, atingiriam a altura adulta antes dos dois anos de idade. O crescimento linear diminui na infância e depois aumenta rapidamente durante o estímulo de crescimento puberal, também conhecido como *estirão do crescimento*. O crescimento fisiológico anterior ao início da puberdade segue um padrão previsível que pode ser dividido em estágio cronológico da vida do indivíduo: pré-natal, primeira infância e infância. Após a puberdade, uma vez que o centro de ossificação primário encontra o centro de ossificação secundário, o GP é substituído por osso (conhecido como *fusão epifisária*) e o crescimento para. Os fatores que influenciam a taxa de crescimento são diversos e variam na contribuição relativa durante a infância. O entendimento do padrão de crescimento linear normal da infância fornece uma base para decidir quando a puberdade é normal ou anormal (Rosen, 2004).

Gráfico 5.1 Mudança na velocidade de crescimento pós-natal

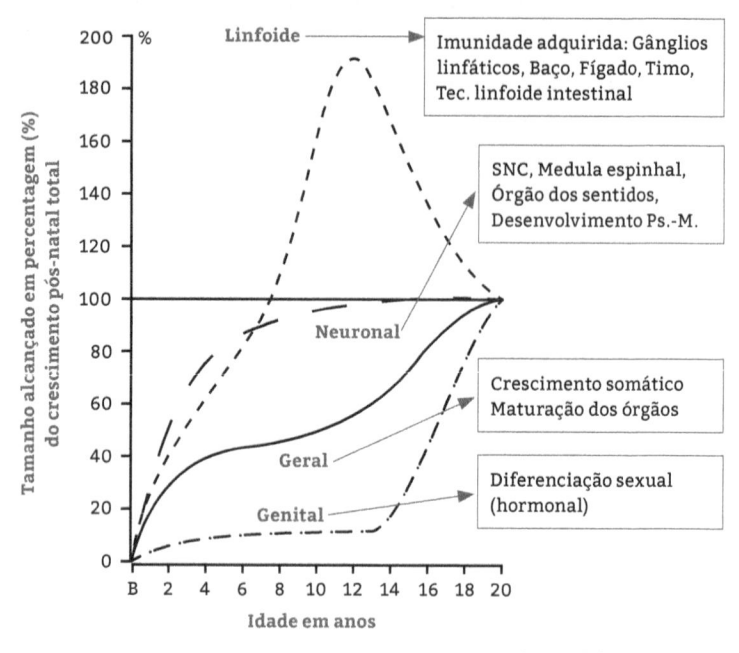

[Gráfico com eixo Y: "Tamanho alcançado em percentagem (%) do crescimento pós-natal total" variando de 0 a 200%; eixo X: "Idade em anos" de B a 20. Curvas: Linfoide, Neuronal, Geral, Genital.]

- Linfoide → Imunidade adquirida: Gânglios linfáticos, Baço, Fígado, Timo, Tec. linfoide intestinal
- Neuronal → SNC, Medula espinhal, Órgão dos sentidos, Desenvolvimento Ps.-M.
- Geral → Crescimento somático Maturação dos órgãos
- Genital → Diferenciação sexual (hormonal)

Fonte: Santos; Salgado, 2020, p. 8.

5.2 Padrões de crescimento e tempo puberal

O conhecimento do padrão de crescimento de uma criança nos anos anteriores ao início da puberdade pode ajudar a prever o momento da puberdade. Os percentis nos gráficos de crescimento populacional divergem, demonstrando que crianças baixas crescem mais lentamente do que as mais altas. No entanto, o percentil de crescimento de uma criança antes da puberdade não se correlaciona intimamente com seu percentil na altura adulta final, e algumas crianças mais baixas podem ultrapassar seus pares e, finalmente, ser adultos mais altos. Esses indivíduos são mais propensos a ter um esqueleto "mais jovem" ou relativamente imaturo, o que se reflete no atraso da idade óssea; uma radiografia do punho demonstrará uma discrepância entre a idade cronológica e a idade esquelética quando comparada aos padrões radiológicos (Sanders et al., 2017).

Uma criança com idade óssea atrasada terá mais "potencial" de crescimento do que uma com idade esquelética equivalente à idade cronológica e é mais provável que progrida para a puberdade tardiamente, refletindo o fato de que o tempo puberal está mais intimamente ligado à maturação esquelética do que à idade cronológica. Crianças mais baixas com atraso na idade óssea tenderão, portanto, a ter um período mais prolongado de crescimento pré-púbere do que aquelas sem atraso na idade óssea, o que ajuda a explicar por que podem ultrapassar os pares mais altos – mesmo que a magnitude do estirão de crescimento puberal seja similar (Wood; Lane; Cheetham, 2019).

O termo *retardo constitucional de crescimento e puberdade* (RCCP) é frequentemente usado para descrever o padrão de crescimento de um indivíduo que cresce relativamente devagar por razões fisiológicas, que tem atraso ósseo e que, como resultado, progride para a puberdade relativamente tarde. O termo liga o crescimento relativamente lento de muitas crianças baixas ao seu progresso relativamente tardio na puberdade e é um diagnóstico de exclusão. Nessas crianças, frequentemente há uma história familiar de padrão de crescimento semelhante com progressão tardia para a puberdade (Gaudino et al., 2022).

Por outro lado, as crianças com crescimento relativamente rápido após o nascimento, atingindo um percentil mais alto aos 2-4 anos de idade, e com idade óssea avançada, têm maior probabilidade de progredir para a puberdade em um estágio mais precoce. Esse padrão pode ser descrito como avanço constitucional do crescimento (Wood; Lane; Cheetham, 2019).

5.2.1 Processo maturacional biológico na adolescência

A puberdade é um processo fisiológico pelo qual os órgãos reprodutivos e as gônadas tornam-se funcionalmente maduros. É uma fase de desenvolvimento marcada pela transição gradual da infância para a idade adulta, caracterizada pela maturação das gônadas (testículos nos meninos e ovários nas meninas), secreção de hormônios sexuais (testosterona nos meninos e estradiol e progesterona nos meninas), desenvolvimento de características sexuais secundárias e realização das funções reprodutivas. Assim, a puberdade se caracteriza por mudanças na aparência física desencadeadas principalmente pelos níveis crescentes de hormônios esteroides sexuais, liberados em resposta à secreção pulsátil do hormônio folículo estimulante (FSH) e do hormônio luteinizante (LH) das gonadotrofinas hipofisárias, o que ocorre sob a influência direta do hormônio liberador de gonadotrofinas hipotalâmicas (GnRH). No desenvolvimento puberal, as diferenças interpessoais podem ser descritas em termos de tempo e ritmo. O momento da puberdade indica o quão madura é uma criança em relação aos seus pares da mesma idade e do mesmo sexo.

O desenvolvimento puberal pode ser precoce, pontual ou tardio (atrasado), dependendo da maturidade física, e o tempo indica quão rápida ou lentamente uma criança progride no decorrer dos estágios da puberdade até o desenvolvimento completo (Alotaibi, 2019).

Eixo hipotálamo-hipófise-gonadal (eixo HPG)

A puberdade normal se inicia principalmente pela maturação e reativação do eixo HPG, que controla a função reprodutiva do adulto. O eixo HPG é bem desenvolvido ao nascimento, suprimido nos primeiros anos da infância e reativado no início da puberdade. Os mecanismos moleculares exatos subjacentes à funcionalidade restrita do GnRH durante a infância não são totalmente compreendidos, mas se sabe que o sistema nervoso central controla principalmente o início e a progressão da puberdade. Quando os neurônios GnRH são maturados e ativados em condições fisiológicas, o GnRH é liberado de modo pulsátil no sistema porta hipofisário e transportado para os gonadotrofos hipofisários, resultando na síntese e na liberação de gonadotrofinas na circulação sistêmica. Logo, a liberação de FSH e LH é de natureza pulsátil consequente à liberação pulsátil de GnRH. De fato, as gonadotrofinas liberadas conduzem ao pleno desenvolvimento e à maturação das gônadas, à síntese e secreção de hormônios esteroides sexuais e ao desenvolvimento e produção de gametas em ambos os sexos. Portanto, a ativação do eixo HPG é vital para o início da puberdade e para a manutenção da fisiologia reprodutiva normal e da fertilidade (Bliss et al., 2010).

Figura 5.1 Eixo hipotálamo-hipófise-gonadal (HPG)

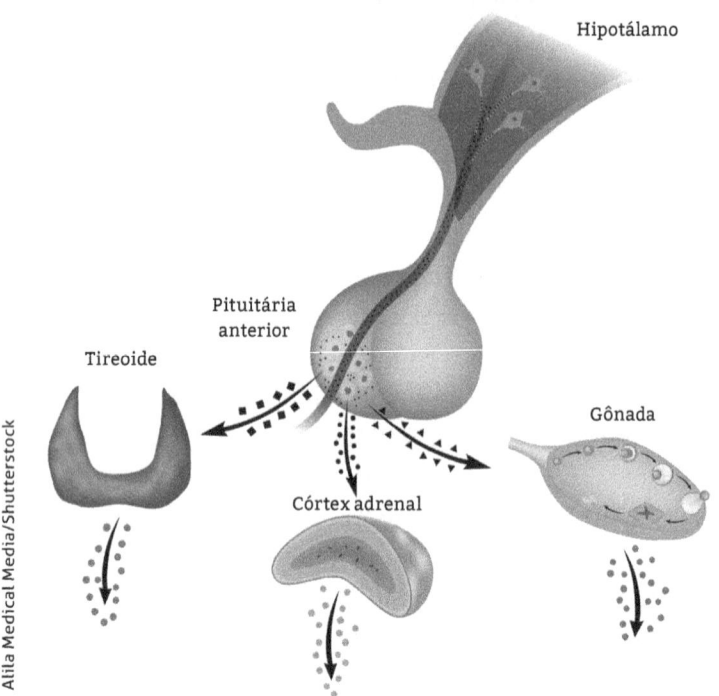

5.2.2 Fisiologia das gonadotrofinas hipofisárias e hormônios esteroides sexuais

A puberdade normal está associada a aumentos de gonadotrofinas e hormônios esteroides sexuais. No entanto, os níveis crescentes de LH circulante desde o início da pré-puberdade até o início da puberdade são muito maiores do que o aumento de FSH, indicando que o LH pode desempenhar um papel vital no início da puberdade, mais do que o papel do FSH. Ao se ligarem aos receptores nos ovários e testículos, as gonadotrofinas estimulam a síntese e secreção de hormônios esteroides sexuais, o que acaba resultando no desenvolvimento de características sexuais secundárias e na iniciação das funções reprodutivas (Alotaibi, 2019).

O quadro a seguir apresenta a fisiologia normal do eixo HPG em meninos e meninas.

Quadro 5.1 Fisiologia normal do eixo HPG

Meninos	Meninas
- A secreção de LH hipofisário estimula as células de Leydig nos testículos a produzir e secretar o hormônio testosterona, que é responsável pelo desenvolvimento das características sexuais secundárias e pela modulação da secreção de LH. - O FSH se liga a seus receptores nas células de Sertoli nos testículos e estimula a produção contínua de espermatozóides (espermatogênese). - As células de Sertoli secretam o hormônio inibina B que exerce um efeito de *feedback* negativo sobre a secreção de FSH. - Os níveis de globulina ligadora de hormônios sexuais (SHBG) diminuem acentuadamente na puberdade, pois níveis mais altos de andrógenos são sugeridos para regular negativamente a SHBG.	- A secreção de LH hipofisário estimula as células da teca folicular nos ovários a produzir hormônios androgênicos (principalmente testosterona) na fase folicular. - A secreção de FSH hipofisário causa: (1) aumento da proliferação de células foliculares da granulosa, (2) aumento da atividade da enzima aromatase e (3) regulação positiva dos receptores de LH nas células da granulosa. Portanto, os andrógenos se difundem para as células da granulosa e são convertidos predominantemente em estradiol por meio da atividade da aromatase. A progesterona é o segundo hormônio gonadal da puberdade e surge precocemente na via de síntese de esteroides. - O estradiol secretado aumenta os receptores de FSH nas células da granulosa e estimula ainda mais sua proliferação. - Tanto o estradiol quanto a progesterona causam o desenvolvimento de características sexuais secundárias e modulam a secreção de LH e FSH hipofisários. - Os níveis de SHBG diminuem ligeiramente na puberdade.

Fonte: Elaborado com base em Dwyer; Quinton, 2019.

5.3 Alterações físicas associadas à puberdade

A puberdade é um importante estágio de desenvolvimento da vida que envolve um amplo espectro de mudanças celulares e físicas. A concentração crescente de gonadotrofinas aumenta o nível sérico de hormônios esteroides sexuais e, em última análise, leva ao desenvolvimento de características sexuais secundárias e outras alterações físicas associadas à puberdade. As sequências usuais de mudanças físicas foram descritas pela primeira vez pelos cientistas Marshall e Tanner, que as classificaram em diferentes estágios físicos. A medida de maturação puberal de Tanner é amplamente aceita e usada hoje em dia na maioria dos ambientes clínicos em todo o mundo para avaliar o desenvolvimento e a progressão puberal (Marshall; Tanner, 1969, 1970).

Quadro 5.2 Estágios de desenvolvimento de Tanner

Estágios de Tanner	Aparência genital masculina	Descrição genital masculina	Aparência dos pelos pubianos femininos	Descrição dos pelos pubianos	Aparência das mamas	Descrição das mamas
1		volume dos testículos <3 mL		sem pelo pubiano		elevação apenas da papila mamária
2		volume dos testículos <3 mL, troca de textura da pele escrotal		crescimento esparso, principalmente ao longo dos lábios/base do pênis		aparecimento inicial da mama
3		aumento no tamanho ou pênis com maior aumento testicular		pelos mais escuros, grossos e enrolados		aumento da mama e da aréola
4		aumento adicional do pênis e testículos com desenvolvimento da glande peniana		pelo adulto em uma pequena área		projeção da aréola e da papila mamária
5		forma e tamanho adultos		pelos crescem pela superfície medial das coxas		recessão da aréola ao contorno da mama, projeção apenas da papila mamária

Fonte: Bradley et al., 2020.

Além disso, Tanner definiu os dois principais eventos fenotípicos da puberdade em meninas e meninos:

Quadro 5.3 Dois principais eventos fenotípicos da puberdade

Meninos	Meninas
▪ Desenvolvimento testicular e peniano (5 estágios: de G1 a G5). ▪ Pelos pubianos (5 estágios: de PH1 a PH5).	▪ Desenvolvimento da mama (5 estágios: de B1 a B5), que geralmente é o primeiro sinal da puberdade experimentado pela maioria das meninas, conhecido como "Thelarche". ▪ Pelos pubianos (5 estágios: de PH1 a PH5).

Fonte: Elaborado com base em Marshall; Tanner, 1969; 1970.

O estirão de crescimento adolescente (pico de velocidade de altura) é o período de taxa máxima de crescimento alcançada durante a puberdade. Nas meninas, geralmente ocorre antes do início da menarca e dois anos antes dos meninos (Marshall; Tanner, 1970).

5.4 Implicações fisiológicas e psicossociais da puberdade precoce e tardia

O crescimento físico e o momento da puberdade podem ser afetados por vários fatores que agem de modo independente ou em conjunto e podem afetar o desenvolvimento normal e a puberdade. Tais fatores podem ser hormonais, genéticos, ambientais ou nutricionais (Gaudino et al., 2022).

Vários hormônios são importantes para o desenvolvimento puberal normal e para o aparecimento de características sexuais secundárias. Além da secreção de hormônios esteroides sexuais (gonadarca), um aumento na secreção de andrógenos adrenais (adrenarca) continua nos estágios puberais. O córtex adrenal secreta continuamente androgênios fracos como deidroepiandrosterona (DHEA), sulfato de deidroepiandrosterona (DHEAS) e androstenediona em níveis crescentes a partir dos 8 anos de idade em meninos e meninas. No entanto, a adrenarca geralmente se inicia antes da gonadarca; ambos levam ao aparecimento de pelos pubianos e axilares (pubarca). O hormônio do crescimento (GH), fator de crescimento semelhante à insulina-1 (IGF-1), os hormônios da tireoide e o cortisol também são essenciais para o desenvolvimento normal dos órgãos e para o crescimento somático (Dwyer; Quinton, 2019).

O primeiro sinal puberal, a estatura adulta, a aceleração da maturação sexual e o desenvolvimento/crescimento somático podem ser influenciados por fatores genéticos e ambientais. Algumas das variações no momento da puberdade são determinadas por fatores genéticos; vários genes responsáveis por distúrbios associados à puberdade já foram identificados. Diferenças geográficas, estresse psicossocial, desreguladores endócrinos de poluentes e exposição a compostos químicos e industriais no momento da puberdade podem interferir no momento da puberdade normal. A obesidade também pode desempenhar um papel significativo; foi relatado que crianças obesas tinham níveis séricos de leptina mais elevados do que crianças com peso normal com idade semelhante, e sabe-se que a leptina pode acelerar o início da puberdade. Nas meninas, a associação entre a massa gorda e o momento da puberdade está bem estabelecida, com a maioria das pesquisas relatando o desenvolvimento puberal precoce entre meninas obesas e com sobrepeso. Em meninos, houve menos estudos realizados e seus resultados são conflitantes. Alguns estudos descobriram que meninos obesos e com sobrepeso atingem a puberdade precoce mais do que meninos com peso normal, e outros estudos relatam puberdade tardia em meninos com excesso de peso. Ainda foi relatado o início precoce da puberdade em meninos com sobrepeso e início tardio em meninos obesos em comparação com meninos com peso normal e que o aumento da produção de estrogênio em meninos obesos pode suprimir o processo puberal, mas não em meninos com sobrepeso. Portanto, controlar o sobrepeso e a obesidade em crianças pode evitar a ativação precoce do eixo HPG e o início da puberdade precoce (Alotaibi, 2019).

5.4.1 Distúrbios da puberdade

O momento da puberdade é ligeiramente variável entre as crianças e depende dos fatores mencionados anteriormente. Em geral, o limite mínimo de idade para o início da puberdade normal é de 8 anos nas meninas e 9 anos nos meninos; a puberdade geralmente está completa entre 3 e 5 anos após o início (Livadas; Chrousos, 2019).

Os distúrbios associados à puberdade são classificados em dois tipos principais: precoces e tardios, descritos a seguir.

- **Puberdade precoce (PP)**

É definida como o início do primeiro sinal da puberdade (maturação sexual primária) e/ou aparecimento precoce de características sexuais secundárias antes dos 8 anos nas meninas e dos 9 anos nos meninos, ou como menarca antes de 10 anos em meninas. A puberdade precoce é causada pela ativação prematura do eixo HPG e resulta na secreção de esteroides sexuais e no aparecimento precoce de características sexuais secundárias, isto é, puberdade precoce central (PPC). Também pode ser causada por secreção prematura de esteroides sexuais autônoma resultante de um distúrbio primário das gônadas ou glândula adrenalina dependente do controle hipotálamo-hipofisário, ou seja, *puberdade pseudoprecoce ou periférica* (Bradley et al., 2020).

Estima-se que a puberdade precoce afete 1 em cada 5.000 crianças e seja dez vezes mais comum em meninas do que em meninos. Além disso, a maioria da PPC em meninas é idiopática, e a maior prevalência de PPC em meninos é frequentemente causada por lesões cerebrais patológicas (Choi et al., 2013).

Jovens com puberdade precoce experimentam crescimento sexual/físico acelerado em conjunto com um estirão de crescimento. Se não for tratado, o crescimento epifisial acelerado e rápido pode levar inicialmente a uma estatura alta na infância e a uma baixa estatura na idade adulta, o que decorre do fechamento epifisário prematuro. Isso pode ter consequências adversas à saúde e consequências psicossociais em relação aos pares, bem como uma altura final mais baixa, que requer suporte médico e psicossocial oportuno. As causas da puberdade precoce são multifatoriais e estão listadas no quadro a seguir.

Quadro 5.4 Causas da puberdade precoce

Tipos de distúrbios da puberdade	Causas
Puberdade precoce	(1) **Puberdade precoce central** - Puberdade precoce central idiopática - Tumores do SNC - Anormalidades congênitas do SNC - Condições infecciosas ou pós-infecciosas do hipotálamo (2) **Puberdade pseudoprecoce (periférica)** - Hiperplasia adrenal congênita (HAC) - Gônadas ou tumores da glândula adrenal - Tumor secretor de gonadotrofina coriônica humana (hCG) (em meninos) - Síndrome de McCune-Albright (MAS) - Puberdade precoce familiar limitada ao sexo masculino (FMPP) (em meninos) - Hipotireoidismo grave (raro)

(Continua)

(Quadro 5.4 – conclusão)

Puberdade atrasada	**(1) Atraso puberal** - Atraso constitucional do crescimento e puberdade (CDGP) - Estresses psicossociais - Desnutrição, anorexia nervosa e atividade física extenuante - Distúrbios endócrinos e gastrointestinais - Insuficiência renal **(2) Falha puberal** - **Hipogonadismo hipogonadotrófico:** - Idiopático - Síndromes de Kallmann e Prader-Willi - *Mutações do gene KiSS-1* ou GPR54 - Anomalias congênitas do SNC e pan-hipopituitarismo - Mutações do gene da leptina e do gene do receptor de leptina - Mutações nos genes FSH e LH de gonadotrofos hipofisários - Níveis baixos de FSH e LH - **Hipogonadismo hipergonadotrófico:** - Síndromes de Klinefelter e Turner - Quimioterapia/radioterapia - Disgenesia gonadal congênita ou criptorquidia - Níveis elevados de FSH e LH - Mutações nos genes do receptor de FSH, LH e andrógeno - Mutações do gene da aromatase das células foliculares da granulosa (em meninas) - Danos gonadais secundários a traumas, tumores, remoção cirúrgica e doenças infecciosas ou autoimunes.

Fonte: Alotaibi, 2019, p. 68, tradução nossa.

Como os pais podem ajudar um filho na puberdade precoce?

Primeiramente, os pais devem dar uma explicação simples e verdadeira sobre o que está acontecendo com o corpo da criança. Deve-se explicar as mudanças são normais para crianças mais velhas e adolescentes, mas que o corpo daquela criança começou a se desenvolver um pouco cedo demais.

Deve-se manter o filho informado sobre o tratamento e o que esperar no decorrer do caminho e observar sinais de que provocações ou outros problemas podem estar afetando emocionalmente a criança.

Alguns sinais de alerta comuns que devem ser discutidos com o médico são:

- notas baixas;
- problemas na escola;
- perda de interesse nas atividades diárias;
- depressão.

A forma como os pais reagem pode afetar o modo como a criança lida com a situação. Para promover uma imagem corporal saudável e uma forte autoestima, deve-se:

- evitar fazer comentários sobre a aparência da criança;
- fazer elogios por conquistas na escola ou nos esportes;
- apoiar os interesses do filho.

O importante é que os médicos possam tratar a puberdade precoce. Eles podem ajudar as crianças a manter seu potencial de altura adulta e limitar o estresse emocional e social que as crianças podem enfrentar ao amadurecer cedo.

Puberdade tardia (PT)

É arbitrariamente definida como a falta de sinais de características sexuais secundárias por volta dos 13 anos de idade nas meninas (ausência de telarca) e dos 14 anos nos meninos (volume testicular menor que 3 mL). Pode ser um atraso no início, na progressão ou na conclusão do desenvolvimento puberal. A puberdade é considerada tardia se o tempo decorrido entre o primeiro sinal puberal até o estágio final da puberdade (parada puberal) for superior a 4-5 anos. Além disso, diz-se que um menino tem puberdade atrasada se um volume testicular maior que 3 mL não foi atingido até a idade de 14 anos. A ausência de menarca em uma menina aos 15 anos de idade (amenorreia primária) ou uma falha na progressão puberal justifica investigação urgente. A puberdade tardia é classificada em atraso puberal e falência puberal (Palmert; Dunkel, 2012).

> **Importante!**

Para o adolescente, pode ser difícil ver seus amigos crescerem e se desenvolverem quando a mesma coisa não está acontecendo com ele. Ele pode sentir que nunca vai alcançá-los. Mesmo quando o médico ou os pais asseguram que tudo ficará bem, é difícil esperar por algo que possa afetar como ele se sente em relação a si mesmo.

É importante observar se o adolescente está se sentindo deprimido ou se tem problemas na escola ou em outras situações. É necessária uma conversa com o adolescente, seus pais, seu médico ou outro adulto da confiança dele sobre a possibilidade de um conselheiro ou terapeuta com quem ele possa conversar. Esses profissionais podem ajudá-lo a organizar seus sentimentos e sugerir maneiras de lidar com eles.

A puberdade atrasada pode ser difícil de aceitar e de se lidar, porém é um problema que geralmente se resolve. Se necessário, deve-se buscar ajuda profissional se houver alguma preocupação quanto ao desenvolvimento do adolescente.

5.4.2 Diagnóstico e tratamento de puberdade precoce ou tardia

A apresentação da **puberdade precoce**, como foi visto anteriormente, é geralmente consistente com o desenvolvimento prematuro de sinais puberais. Os sinais clínicos iniciais são desenvolvimento mamário nas mulheres e aumento do volume testicular (superior a 4 mL) nos homens. Os outros sinais e sintomas incluem aumento do crescimento linear, acne, alterações musculares, odor corporal e desenvolvimento de pelos pubianos e axilares. O passo inicial é verificar se o desenvolvimento puberal está ocorrendo antes da idade normal de início ou não. A rápida progressão da puberdade, embora iniciada em idade normal, também é considerada anormal. É essencial obter uma história familiar completa sobre o início da puberdade nos pais e irmãos, o que pode apontar para a possibilidade de uma condição familiar (Bradley et al., 2020).

A aceleração do crescimento linear é uma das características importantes da puberdade precoce. Assim, altura exata, peso, velocidade de crescimento (cm/ano) e IMC devem ser documentados. Nas mulheres, o estadiamento de Tanner preciso da mama deve ocorrer, o que é particularmente desafiador em meninas obesas ou com sobrepeso para se diferenciar tecido adiposo e tecido mamário glandular. Nos meninos, um orquidômetro deve ser usado para determinar o volume testicular. Volumes superiores a 4 mL confirmam o desenvolvimento puberal. Em homens e mulheres com pelos pubianos e odor corporal, a ausência de aumento do volume testicular e de desenvolvimento mamário deve levar à investigação de causas periféricas. O aumento testicular unilateral é provavelmente resultante de tumores testiculares (Kota; Ejaz, 2023).

A decisão de tratar depende da idade da criança e da progressão da puberdade. Se a criança apresentar sintomas que progridem rapidamente ou se a idade óssea estiver significativamente avançada, deve-se considerar o tratamento. Durante o tratamento, é necessário monitorar periodicamente a progressão puberal, a velocidade de crescimento e a maturação esquelética. O início precoce do tratamento geralmente está associado a um maior sucesso na preservação da altura final do adulto. Os resultados dependem de fatores como o avanço da alteração óssea, a idade de início da puberdade precoce, o momento do início e a duração do tratamento (Kota; Ejaz, 2023).

A puberdade precoce não tratada geralmente leva à baixa estatura e pode causar problemas emocionais e comportamentais significativos. Poucos estudos mostraram que crianças com puberdade precoce correm alto risco de se envolver em comportamentos de alto risco, como abuso de substâncias, problemas de conduta, isolamento social, evasão escolar e múltiplos parceiros sexuais. Também têm muita pressão dos colegas e preocupações com a autoimagem. A maioria desses problemas pode ser resolvida no início da idade adulta (Latronico; Brito; Carel, 2016).

Já as causas da **puberdade tardia** são amplamente divididas em duas categorias: hipogonadismo hipergonadotrófico e hipogonadismo hipogonadotrófico. Uma exceção a esse sistema de classificação é o atraso constitucional do crescimento e da puberdade, a causa mais comum de atraso na puberdade. Tanto em mulheres quanto em homens, correlações genéticas significativas são observadas entre o momento da puberdade e o índice de massa corporal (IMC). Essa forte inter-relação limita a avaliação de suas distintas influências nos riscos de doenças em estudos observacionais tradicionais. Um atraso temporário na maturação sexual não é incomum e pode se resolver com o tempo, levando ao desenvolvimento normal, à altura adulta ideal e à fertilidade. No entanto, em pacientes com uma patologia orgânica subjacente, o diagnóstico e o tratamento precoces são essenciais para garantir o progresso puberal normal e a altura adulta adequada (Seppä et al., 2021).

A avaliação inicial para puberdade tardia inclui a exclusão de insuficiência gonadal primária e etiologias funcionais de puberdade tardia, como doença crônica ou desnutrição. Na ausência de uma causa identificável, presume-se atraso constitucional ou puberdade tardia autolimitada. As abordagens de gestão são variáveis e muitas vezes começam com uma "espera vigilante". No entanto, um atraso no início da puberdade pode levar a sofrimento psicossocial por preocupações com altura e aparência física e potenciais efeitos à saúde no longo prazo. A indução da puberdade com esteroides sexuais é uma prática bem estabelecida e segura para mitigar essas preocupações por meio do avanço do crescimento e da maturação sexual. Não há diretrizes clínicas para o manejo da puberdade tardia e não se sabe se a observação contínua (espera vigilante) ou o tratamento com esteroides sexuais é melhor, especialmente em meninas. As práticas atuais, incluindo quando iniciar o tratamento, são baseadas na opinião clínica de especialistas e nas preferências do provedor (Zhu et al., 2020).

Para saber mais

O documentário *Borboletas em voo* aborda o problema do *bullying* na adolescência e traz uma reflexão sobre as consequências na vida das pessoas e sobre quão prejudicial é as vítimas e aos espectadores fazerem silêncio sobre o assunto.

BORBOLETAS em voo. Direção: Luiza Rudge Zanoni. Brasil. Bivolt Produções, 2010.

5.5 Respostas ao exercício físico durante a puberdade

A atividade física regular traz benefícios a curto e longo prazos para a saúde cardiovascular, óssea, muscular e psicológica de crianças e adolescentes. Na infância e na adolescência, os meninos tendem a realizar mais atividade física do que as meninas. Em ambos os sexos, os níveis de atividade diminuem com a idade, principalmente na adolescência. A diminuição é maior entre as meninas mais jovens (9-12 anos) e meninos mais velhos (13-16 anos) e se manifesta em diversos contextos, incluindo transporte ativo, aulas de educação física e atividade física de lazer, podendo se estender até a idade adulta (Bacil et al., 2015).

A inatividade física foi identificada como o quarto principal fator de risco para a mortalidade global, causando cerca de 3,2 milhões de mortes. O desenvolvimento de comportamentos alimentares saudáveis e padrões de atividade física ajudam a otimizar o estado de saúde e a promover o bem-estar mental e físico. O valor da atividade física para o crescimento e o desenvolvimento normais e para a saúde e o bem-estar de crianças e adolescentes é indiscutível e, se praticada habitualmente e estabelecida durante os primeiros anos de vida, tem maior probabilidade de impacto na mortalidade e na longevidade (Alves; Alves, 2019).

Como foi visto, é durante a adolescência que as maiores diferenças fisiológicas existem, principalmente em razão das variações significativas no tempo e no ritmo do estirão de crescimento puberal em meninos e meninas com crescimento normal, inclusive na adesão ou na continuação da prática regular da atividade física (Bacil et al., 2015).

5.5.1 Atividade física e saúde esquelética

A base para a saúde esquelética a longo prazo é estabelecida durante a infância e a adolescência. A atividade física representa um importante fator de carga mecânica para o osso através de uma combinação de crescimento (determinando o tamanho do osso), modelagem (determinando a forma do osso) e remodelação (mantendo a competência funcional do osso). A atividade física máxima e o crescimento normal também estão positivamente associados à mineralização esquelética, que, na infância, podem promover benefícios duradouros na saúde óssea e trabecular, resultando em adaptação pela expansão periosteal e contração endocortical. A frequência de ativação intracortical diminui no crescimento ósseo em resposta ao exercício, reduzindo a porosidade e o espaço de remodelação. Essas adaptações podem ser mantidas até a idade adulta (Bacil et al., 2015).

Uma vez que os ossos imaturos experimentam um aumento maior na formação óssea do que os ossos maduros, a atividade física adequada com suporte de peso tem efeitos benéficos na saúde óssea em todo o espectro etário, especialmente aquelas atividades que geram forças de carga de intensidade relativamente alta, como pliometria, ginástica e o HIIT (treinamento intervalado de alta intensidade), aumentando o acúmulo mineral ósseo em crianças e adolescentes. Há evidências consistentes de que o exercício de sustentação de peso durante a juventude contribui para o aumento do pico de massa óssea e fornece os estímulos mecânicos ou carga importantes para a manutenção da saúde óssea e para minimizar a taxa de perda óssea mais tarde na vida. Assim, a atividade física e o esporte desempenham um papel relevante na criança, de prevenção de diferentes deformidades ósseas (Alves; Alves, 2019).

5.5.2 Atividade física e funcionamento endócrino

O sistema endócrino é único porque inclui glândulas e hormônios em vez de apenas órgãos. A saúde do sistema endócrino é essencial para o crescimento saudável do corpo e para o desenvolvimento físico ou emocional. A adolescência é um período de rápido crescimento, causado por mudanças significativas nos níveis hormonais. O exercício eleva o número de hormônios que circulam em nosso corpo e fortalece os locais dos receptores nas células dos órgãos-alvo. O exercício de corrida em grupo pode ser eficaz na melhora do estado depressivo e da resposta hormonal ao estresse de adolescentes do sexo feminino com sintomas depressivos. O hormônio do crescimento (GH) e o sulfato de deidroepiandrosterona (DHEAS) mostraram um declínio mais lento no indivíduo ativo do que nos pares inativos. O hábito de exercício regular induz o padrão de secreção de GH e DHEAS durante a vida, podendo causar perturbações nos sistemas endócrino e metabólico em crianças e adolescentes, as quais podem influenciar o crescimento e o desenvolvimento na puberdade, mas a caracterização cuidadosa dessas respostas só agora está sendo conhecida (Alotaibi, 2019).

5.5.3 Atividade física e saúde muscular

A massa muscular adequada e a força muscular são essenciais para manter a saúde ideal. Estudos observaram que a massa e a força muscular aumentam rapidamente da infância à puberdade e atingem um pico no início da vida adulta, depois diminuem com a idade aproximadamente a partir da quinta década de vida. As alterações nos músculos com o crescimento e a maturação podem ser muito afetadas pela atividade física e pelo desempenho do exercício. A massa muscular representa 25% do peso total ao nascimento e quase 40% em adultos. A maior parte do crescimento muscular ocorre durante a puberdade e é promovido pela atividade física. As atividades de fortalecimento muscular fazem com que os músculos trabalhem mais do que o habitual durante as atividades da vida diária, e essa sobrecarga fortalece os músculos (Bacil et al., 2015).

Em meninos, durante a puberdade, os hormônios sexuais podem ter efeitos ativadores dramáticos para promover o rápido acúmulo de massa muscular e a aquisição de força muscular. A testosterona (T) exerce efeitos importantes nos músculos através de várias vias. Pode aumentar a massa muscular promovendo a diferenciação miogênica de células-tronco mesenquimais multipotentes e estimulando a síntese de proteínas musculares. Estudos relataram que a testosterona está relacionada ao acúmulo de massa muscular e à obtenção de massa muscular ideal. A puberdade está associada ao aumento das concentrações circulantes de testosterona em meninos adolescentes. Alguns estudos em homens jovens e meninos adolescentes descobriram que a testosterona é vital para o desenvolvimento e a manutenção da massa muscular pela sua capacidade de estimular a síntese proteica de todo o corpo e de inibir a proteólise, resultando em um efeito anabólico líquido (Xu et al., 2021)

5.6 Antropometria e avaliação do crescimento e desenvolvimento

A avaliação do crescimento em crianças é importante para monitorar o estado de saúde, identificar desvios da normalidade e determinar a eficácia das intervenções. A antropometria é uma componente-chave da avaliação do estado nutricional em crianças e adultos. Comparar dados antropométricos de crianças de diferentes idades é complicado pelo fato de que elas ainda estão crescendo, pois não é esperado que a altura de uma criança de 5 anos seja igual à altura de uma de 10 anos (Gaíva et al., 2018).

No entanto, a questão é saber qual variável antropométrica é mais confiável em comparação com outras. Um dos estudos sugeriu que a validade da espessura antropométrica das dobras cutâneas em crianças obesas é baixa e que o IMC fornece a melhor estimativa da gordura corporal. O grupo de trabalho sobre obesidade infantil da força-tarefa internacional de obesidade recomendou o uso de pontos de corte do IMC para categorizar crianças como *peso normal*, *sobrepeso* ou *obesidade* com segundo idade, sexo e IMC. De acordo com a revisão da OMS, o perímetro cefálico para a idade é frequentemente usado em ambientes clínicos como parte da triagem de saúde para possíveis deficiências neurológicas ou de desenvolvimento em bebês e crianças pequenas. Circunferências muito pequenas e muito grandes são indicativas de risco à saúde ou ao desenvolvimento. A circunferência do braço para a idade é usada como um indicador alternativo do estado nutricional quando a coleta de medidas de comprimento/altura e peso é difícil, como acontece em situações humanitárias de emergência devido à fome ou em crises de refugiados (Bacil et al., 2015).

Uma revisão narrativa apontou que, no Brasil, os dados mais frequentemente usados são a circunferência da cintura (CC) e a prega cutânea tricipital (PCT), e os menos frequentes são o perímetro cefálico (PC), a área de gordura do braço (AGB), a área de gordura do braço/circunferência da cintura (AGB/CC), a área gorda do braço/estatura (AGB/E) e as relações da área muscular do braço (AMB) com cintura e estatura (AMB/CC, AMB/E). Tal levantamento permitiu inferir que, em termos de avaliação antropométrica, os estudos no Brasil têm utilizado indicadores para identificar e acompanhar o processo de transição nutricional vivenciado na população infantil, procurando atender às novas e urgentes tendências na demanda do cuidado com as crianças, aliados ao padrão internacional de crescimento proposto pela OMS (Ferreira, 2020).

▐▐▐ *Síntese*

Neste capítulo, tratamos da puberdade, que é o momento da vida em que um menino ou menina se torna sexualmente maduro. É um processo que, em geral, acontece entre 10 e 14 anos de idade para meninas e 12 e 16 anos para meninos. Causa mudanças físicas e afeta meninos e meninas de maneira diferente.

Nas meninas, o primeiro sinal da puberdade geralmente é o desenvolvimento das mamas. Em seguida, os pelos crescem na região pubiana e nas axilas. A menstruação (ou menarca) normalmente é o último evento.

Nos meninos, a puberdade começa com o aumento dos testículos e do pênis. Em seguida, os pelos crescem na região pubiana e nas axilas. Depois, os músculos crescem, a voz fica mais profunda e os pelos faciais se desenvolvem à medida que a puberdade continua.

Tanto meninos quanto meninas podem ter acne. Eles também costumam passar por um surto de crescimento (um rápido aumento de altura), que dura cerca de dois ou três anos. Isso os aproxima da altura adulta, que é atingida após a puberdade.

A puberdade precoce é quando o corpo de uma criança começa a se transformar no corpo de um adulto muito cedo, ou seja, antes dos 8 anos de idade nas meninas e antes dos 9 anos nos meninos; suas causas, muitas vezes, não são determinadas.

A puberdade tardia é quando uma pessoa não tem ou tem desenvolvimento incompleto de características sexuais específicas após a idade usual de início da puberdade.

Em ambos os casos, o acompanhamento médico e psicológico é importante para o bem-estar físico e mental da criança.

Atividades de autoavaliação

1. Nos meninos, qual a idade esperada para o início da puberdade?
   a) De 9 a 12 anos.
   b) De 10 a 14 anos.
   c) De 12 a 16 anos.
   d) De 14 a 18 anos.
   e) De 14 a 16 anos.

2. Qual sinal de puberdade geralmente acontece primeiro nos meninos?
   a) Músculos maiores.
   b) Pelos nas axilas.
   c) Testículos maiores.
   d) Mudança de voz.
   e) Pelos na região pubiana.

3. Meninos e meninas atingem a puberdade na mesma idade. Essa afirmativa está:
   a) correta, pois o desenvolvimento humano é igual para todos.
   b) incorreta, pois a maturação puberal apresenta diferenças quanto à idade.
   c) incorreta, pois a maturação puberal acontece primeiro em meninos e depois em meninas.
   d) correta, pois as características sexuais aparecem em momentos diferentes, mas a puberdade é atingida na mesma idade para ambos.
   e) incorreta, pois as características sexuais aparecem na mesma idade, mas a puberdade é atingida em idades diferentes.

4. Sobre puberdade precoce, é correto afirmar:
   a) É o início da puberdade antes dos 10 anos de idade em meninas.
   b) Na puberdade precoce central ou verdadeira, normalmente a sequência dos eventos puberais não segue o habitual, podendo haver sangramento vaginal antes da telarca.
   c) Entre as causas de puberdade precoce periférica, estão síndrome de McCune-Albright, tumores adrenais ou hiperplasia adrenal congênita e hipotireoidismo primário.
   d) Exame de raio X para avaliar idade óssea não é necessário para programar necessidade de tratamento.
   e) A dosagem do FSH é melhor do que a dosagem do LH para avaliar ativação do eixo hipotálamo-hipófise-ovariano.

5. Com relação ao desenvolvimento puberal, é correto afirmar:
   a) O início da puberdade nas meninas ocorre a partir dos 8 anos de idade, em geral com o surgimento do broto mamário (M2 dos critérios de estadiamento puberal de Tanner).
   b) O primeiro sinal clínico de puberdade nos meninos é o surgimento dos pelos pubianos (G2 dos critérios de estadiamento puberal de Tanner), o que ocorre a partir dos 10 anos de idade.
   c) A menarca ocorre no estágio de maturação de Tanner M4 e é o evento que define o final da puberdade e do crescimento das meninas.
   d) Nos casos de puberdade precoce, as crianças apresentam-se altas no momento da avaliação clínica em virtude do estirão de crescimento prematuro; se não forem tratadas adequadamente, resultará em alta estatura na vida adulta.
   e) A ausência de caracteres sexuais secundários nos meninos com 13 anos de idade é indicativa de distúrbios na secreção das gonadotrofinas ou de lesão testicular e define o diagnóstico de hipogonadismo.

Atividades de aprendizagem

Questão para reflexão

1. A puberdade é caracterizada pelo período em que o corpo da criança começa a ganhar características de adulto. Esse processo ocorre, normalmente, na adolescência. No entanto, isso pode acontecer ainda na infância, na chamada *puberdade precoce*, o que pode provocar problemas físicos e psicológicos. A ocorrência e o diagnóstico da puberdade precoce são muito mais comuns nas meninas.

   Faça um quadro listando formas de diagnosticar a puberdade precoce e outro com os motivos pelos quais a precocidade pode afetar o desenvolvimento emocional das crianças.

Atividade aplicada: prática

1. Quais os principais problemas psicológicos identificados na puberdade precoce? E na puberdade tardia? Crie um quadro com as respostas.

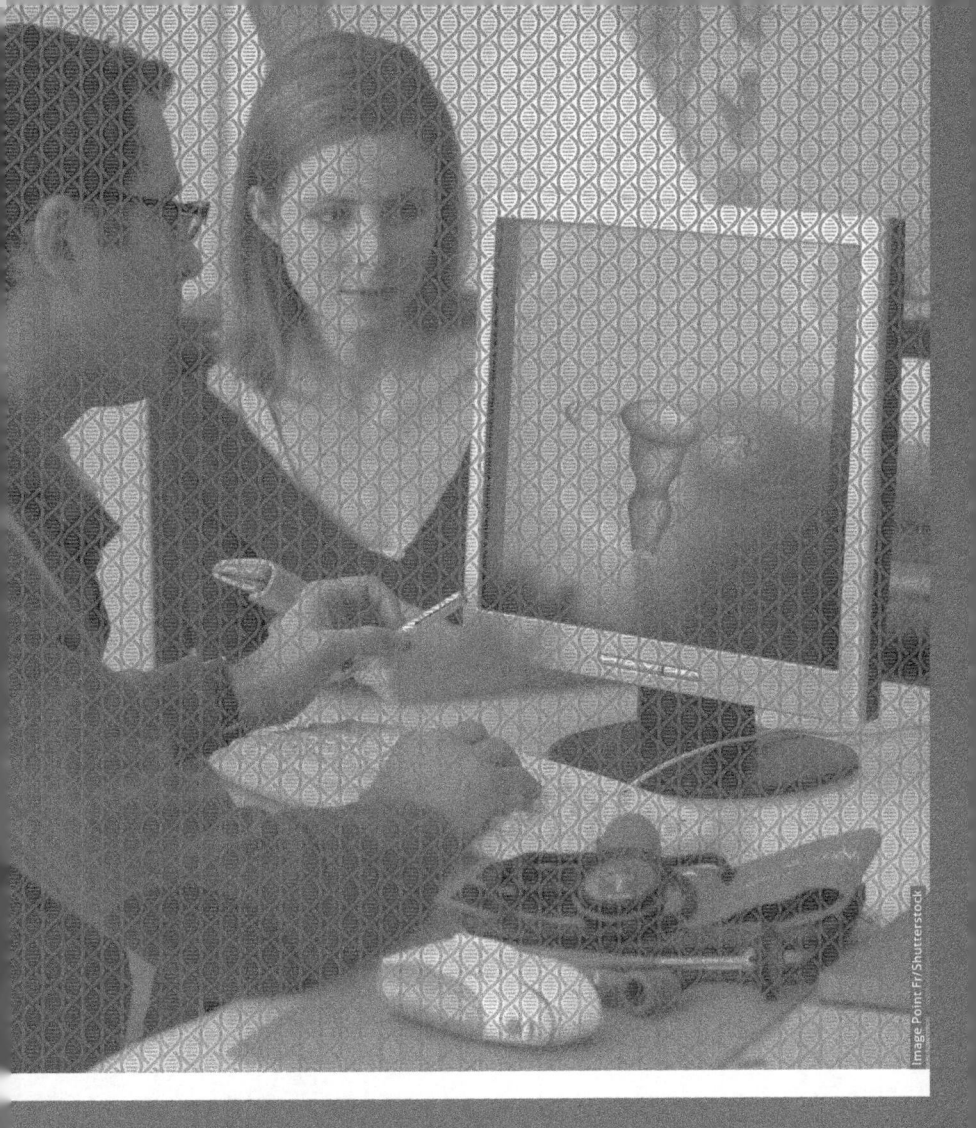

Capítulo 6

Síndrome do ovário policístico (SOP)

A síndrome do ovário policístico (SOP) é uma condição associada aos ciclos menstruais irregulares (pela falta de ovulação regular) e a evidências de níveis elevados de andrógeno (hormônio masculino), como crescimento indesejado de pelos ou acne. Muitas vezes, torna-se reconhecida no momento da puberdade.

A SOP é o distúrbio endócrino e metabólico mais comum em mulheres em idade reprodutiva. É uma desordem complexa, caracterizada por sinais e sintomas de excesso androgênico e disfunção ovariana e/ou morfologia ovariana policística, na ausência de outros diagnósticos. Essa síndrome multifatorial aparece inicialmente na puberdade, e os indivíduos com essa doença podem estar expostos ao risco de várias doenças, incluindo obesidade, síndrome metabólica, resistência à insulina, diabetes tipo 2, infertilidade, câncer, doenças cardiovasculares e transtornos mentais, afetando diversas dimensões da qualidade de vida. As evidências sugerem que a síndrome é um distúrbio que se apresenta em adolescentes decorrente do mau funcionamento genético ovariano, que leva à secreção excessiva de andrógenos. Há evidências de uma base genética da SOP durante a vida do feto e de ativação fisiológica do hipotálamo-hipófise dos ovários no período neonatal e no início da puberdade (Franks, 2008).

A SOP foi reconhecida como uma doença pela primeira vez por Stein e Leventhal em 1935, que descreveram uma combinação de amenorreia, hirsutismo, obesidade, anovulação crônica e ovários císticos aumentados. Em 1921, um tempo antes, a associação entre intolerância à glicose e hiperandrogenismo foi relatada por Archard e Thiers em uma mulher diabética com barba (Farooq, 2018).

No entanto, até hoje a SOP permanece pouco compreendida pela comunidade científica, com controvérsias em torno de sua definição e seu diagnóstico. Apesar de uma prevalência de 20% usando as definições atuais, é a heterogeneidade da SOP, tanto na etiologia quanto na apresentação clínica e no prognóstico, que a torna uma doença desafiadora para entender e gerenciar.

6.1 Epidemiologia da SOP

A adolescência é a fase da vida entre a infância e a idade adulta que vai dos 10 aos 19 anos. É uma fase única do desenvolvimento humano e um momento importante para lançar as bases de uma boa saúde. Os adolescentes experimentam um rápido crescimento físico, cognitivo e psicossocial. Isso afeta como eles se sentem, pensam, tomam decisões e interagem com o mundo ao seu redor. Há mais adolescentes no mundo do que nunca: 1,2 bilhão, totalizando um sexto da população global. Espera-se que esse número aumente até 2050, principalmente em países de baixa e média renda, onde vivem cerca de 90% dos jovens de 10 a 19 anos (WHO, 2022).

Em razão do estilo de vida moderno, a SOP é comumente vista na faixa etária adolescente. Sua manifestação clínica pode ser completa na adolescência, mas o diagnóstico é desafiador, pois algumas características se sobrepõem às características de transição da puberdade para a idade adulta. Os critérios de hiperandrogenismo e oligoanvolução sugeridos pela Sociedade Americana de Endocrinologia não são considerados válidos para adolescentes precoces (Buggs; Rosenfield, 2005).

Ciclos menstruais irregulares como resultado de disfunção ovulatória são um sintoma-chave da SOP de acordo com os critérios de Rotterdam. Entre as mulheres adultas, o ciclo menstrual varia de 21 a 35 dias, e sua duração é, em média, de 28 dias. Menstruações irregulares e ciclos anovulatórios são típicos durante a transição puberal normal. Portanto, pode ser difícil diferenciar entre o desenvolvimento puberal normal e os primeiros sinais de SOP. Cerca de metade dos ciclos menstruais variam de 21 a 45 dias durante o segundo ano após a menarca. Em geral, a maioria dos ciclos irregulares pode ser anovulatório dois anos após a menarca. No terceiro ano pós-menarca, 95% dos ciclos ocorrem entre 21 e 45 dias; entretanto, os ciclos podem permanecer irregulares até o quinto ano após a menarca. Ou seja, com o aumento da idade ginecológica (número de anos após a menarca), menos mulheres apresentam ciclos menstruais superiores a 45 dias (Azziz et al., 2005).

> **Importante!**
>
> De acordo com os critérios de Rotterdam, a SOP é definida pela presença de dois de três dos seguintes critérios: oligo-anovulação, hiperandrogenismo e ovários policísticos (≥ 12 folículos medindo 2-9 mm de diâmetro e/ou um volume ovariano > 10 mL em pelo menos um ovário) (Smet; McLennan, 2018).

O início de ciclos ovulatórios regulares também está associado à idade da menarca. Uma idade tardia da menarca apresenta maior chance de permanecer oligoanovulatória durante a vida reprodutiva. Nas meninas que começarão a menstruar após os 13 anos de idade, metade dos ciclos são ovulatórios nos primeiros 4,5 anos após a menarca. Mais de 50% das meninas que são oligoamenorreicas aos 15 anos permanecem assim na vida adulta. As diretrizes internacionais baseadas em evidências afirmam que, para meninas adolescentes no período inferior a dois anos após a menarca e com características sugestivas de SOP, o aumento do risco de SOP pode ser considerado. Meninas em risco para SOP devem ser acompanhadas longitudinalmente e reavaliadas por oito anos após a menarca (Louwers; Laven, 2020).

A determinação do hiperandrogenismo (aumento dos níveis de hormônios masculinos no corpo da mulher) pode ser difícil. O hiperandrogenismo inclui aspectos clínicos (hirsutismo, acne e alopecia) e bioquímicos (concentrações elevadas de andrógenos circulantes). O hirsutismo é a presença de crescimento excessivo de pelos terminais em regiões andrógeno-dependentes. Na população geral, estima-se que 5-15% das mulheres sofra de hirsutismo, mas sua característica pode mudar conforme a etnia e o estágio de vida. A acne é comum durante a puberdade e, nessa fase, os níveis de andrógenos aumentam fisiologicamente caracterizados pela alta prevalência de até 80% de acne em adolescentes. O hiperandrogenismo deve ser considerado para acne resistente ao tratamento tópico. Nem todas as mulheres que sofrem de um distúrbio de excesso de andrógeno manifestam hirsutismo. No entanto, 80-90% dos pacientes com hirsutismo terão um distúrbio de excesso de androgênio (Peña et al., 2018).

Importante!

O hiperandrogenismo é a presença excessiva dos hormônios sexuais masculinos testosterona, androsterona e androstenediona nas mulheres e os efeitos que eles têm no corpo feminino. Crescimento de pelos espessos (hirsutismo) no rosto, particularmente na área da barba e do bigode, nos membros, nas axilas e na região pubiana é uma das principais queixas.

A SOP expõe as mulheres a alto risco de desenvolver complicações, como infertilidade, distúrbios metabólicos (por exemplo, diabetes tipo 2), hipertensão e outras doenças cardiovasculares e cerebrovasculares se não for tratada. Tais complicações prejudicam o bem-estar social e mental e impactam negativamente a qualidade de vida dos pacientes. Um estudo fez o acompanhamento de longo prazo de 786 mulheres com SOP e observou um risco elevado de câncer de endométrio (Azziz et al., 2005).

A prevalência da SOP varia de 2,2% a 26% em todo o mundo. Entre os países asiáticos, varia largamente – por exemplo, na China é de 2,4% e no Irã, de 19,5%. Em um estudo na Índia, a taxa de prevalência dessa síndrome em adolescentes de 15 a 19 anos, com base nos critérios de Rotterdam, foi de 22,6% e, com base nos critérios da Androgen Excess Society (AES), de 9,8%. Em outro estudo com adolescentes de 17 a 19 anos na Tailândia, a taxa de prevalência foi de 5,29%. Uma metanálise recente concluiu que existe uma variação regional na prevalência de SOP entre adolescentes. A prevalência variável é resultado dos diferentes critérios diagnósticos, quais sejam: National Health Institute (NIH, 1990), Rotterdam (2003) e AES (2006). A prevalência relatada foi de 11,04% com critérios de Rotterdam, 3,39% do NIH e 8,03% da AES (Naz et al., 2019).

Importante!

A Androgen Excess Society (AES) fez uma força-tarefa para revisar todos os dados disponíveis e recomendar uma definição baseada em evidências para a SOP, já em uso, a fim de orientar o diagnóstico clínico. São estes critérios: hiperandrogenismo, hirsutismo, oligoanvolução e ovários policísticos (Azziz et al., 2006).

6.2 Características neuroendócrinas da SOP

O eixo hipotalâmico-hipofisário-ovariano (HPO) feminino é uma rede meticulosamente sincronizada e fortemente regulada, responsável pela competência reprodutiva e pela sobrevivência da espécie. O eixo HPO responde a sinais internos (hormonais e neuronais) e a fatores externos (influências ambientais). Começando durante a gestação, esses fatores impactam as gerações futuras por meio de aspectos epigenéticos que afetam o cérebro e as células germinativas em desenvolvimento. A SOP, que é um distúrbio caracterizado principalmente por sinais e sintomas de excesso de andrógenos e disfunção ovulatória, interrompe a função do eixo HPO (Hochberg et al., 2011).

Quando o diagnóstico é estabelecido, a SOP apresenta-se como um fenótipo que reflete um ciclo vicioso autoperpetuante, envolvendo disfunção neuroendócrina, metabólica e ovariana. No decorrer dos anos, inúmeras hipóteses foram propostas sobre as origens fisiológicas próximas da SOP. A SOP reflete as interações entre várias proteínas e genes influenciados por fatores epigenéticos e ambientais (Mohamed-Hussein; Harun, 2009).

Figura 6.1 Fatores que contribuem para o fenótipo da SOP

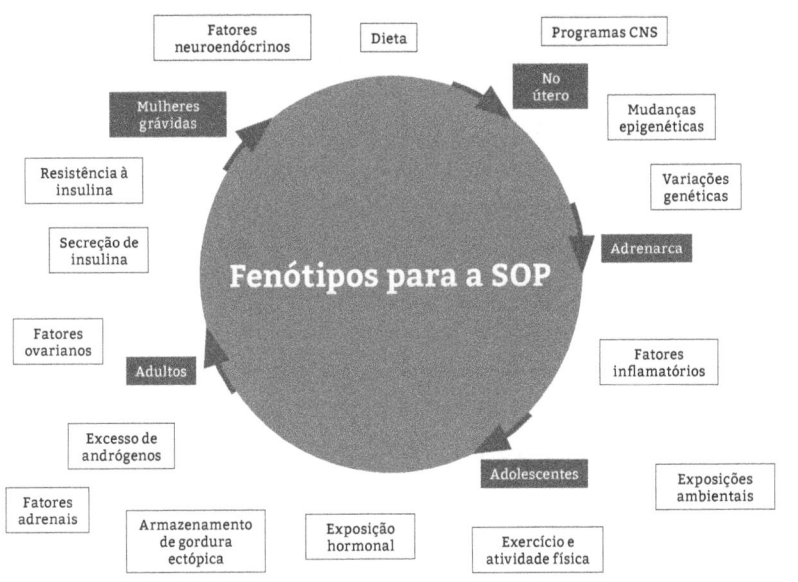

Fatores neuroendócrinos; Dieta; Programas CNS; No útero; Mudanças epigenéticas; Mulheres grávidas; Resistência à insulina; Variações genéticas; Secreção de insulina; Adrenarca; Fenótipos para a SOP; Fatores ovarianos; Adultos; Fatores inflamatórios; Excesso de andrógenos; Adolescentes; Exposições ambientais; Fatores adrenais; Armazenamento de gordura ectópica; Exposição hormonal; Exercício e atividade física

Fonte: Witchel; Oberfield; Peña, 2019, p. 1.546, tradução nossa.

Pacientes com SOP demonstram um nível aumentado de hormônio luteinizante circulante, que estimula a secreção de andrógenos pelas células da teca ovariana. O aumento de hormônio liberador de gonadotrofinas (GnRH) leva a uma maior frequência de pulsação de hormônio luteinizante (LH), a uma estimulação da produção de andrógenos mediada por LH e a uma interrupção do desenvolvimento folicular. A anovulação crônica resultante advém do nível relativamente baixo de hormônio folículo-estimulante (FSH), que ocorre secundariamente ao padrão alterado de liberação de GnRH. Os folículos exibem resistência relativa ao hormônio folículo-estimulante no nível ovariano (Szeliga et al., 2022).

O aumento da pulsatilidade do GnRH sustenta a disfunção endócrina observada em mulheres com SOP. A frequência dos pulsos de GnRH determina, em parte, qual hormônio gonadotrofina é preferencialmente secretado, pois frequências mais rápidas favorecem a secreção de LH, e frequências mais lentas, a secreção de FSH. O padrão de secreção de LH e FSH afeta os ovários de maneira dependente da atividade durante o ciclo ovariano, para regular os dois eventos primários no ovário: foliculogênese e esteroidogênese. Os hormônios esteroides sexuais ovarianos, incluindo estrogênios, progestagênios e andrógenos, por sua vez, fornecem *feedback* crítico ao hipotálamo e à glândula pituitária, criando um ciclo de *feedback* homeostático que regula a secreção de GnRH, LH e FSH. Na maior parte do ciclo ovariano, o estradiol e a progesterona suprimem a atividade do neurônio GnRH por meio de *feedback* negativo. Na fase folicular média, níveis crescentes de estradiol promovem uma mudança para *feedback* positivo, provocando um pico de GnRH/LH que desencadeia a ovulação. Esse mecanismo de *feedback* homeostático clássico entre o cérebro e os ovários é prejudicado na SOP, resultando em hiperatividade do eixo HPO e interrupção da regulação neuroendócrina do ovário (Walters et al., 2018).

O aumento da frequência de pulso de LH é uma característica clínica comum da SOP e um claro indicador de disfunção neuroendócrina. Essa característica é frequentemente acompanhada por aumento da amplitude de pulso de LH, dos níveis séricos de LH e da razão FSH-LH. As consequências da frequência alta de pulso de LH no ovário incluem síntese elevada de andrógenos nas células da teca, levando ao excesso de produção de andrógenos. Níveis baixos de FSH contribuem para a interrupção do desenvolvimento folicular, resultando em anovulação e acúmulo de folículos semelhantes a cistos cheios de líquido. Assim, o desequilíbrio da secreção de gonadotrofinas leva ao excesso de produção androgênica, à anovulação e à aparência policística dos ovários – daí o nome da síndrome (Ruddenklau; Campbell, 2019).

O mecanismo subjacente ao aumento da frequência de pulso de LH na SOP não é bem compreendido, necessitando de mais pesquisas. No entanto, estudos mostram que o excesso de androgênio contribui para o *feedback* alterado dos hormônios esteroides, o que, por sua vez, provavelmente causa o aumento da frequência de pulso de LH, que subsequentemente aumenta a produção de androgênios ovarianos, levando a um ciclo vicioso de excesso de androgênios e de regulação neuroendócrina prejudicada da função reprodutiva. Dessa forma, compreender a patogênese do *feedback* alterado dos hormônios é um passo importante para quebrar esse ciclo vicioso e tratar a SOP (Ruddenklau; Campbell, 2019).

Figura 6.2 Rupturas do eixo hipotálamo-hipófise-gonadal na SOP

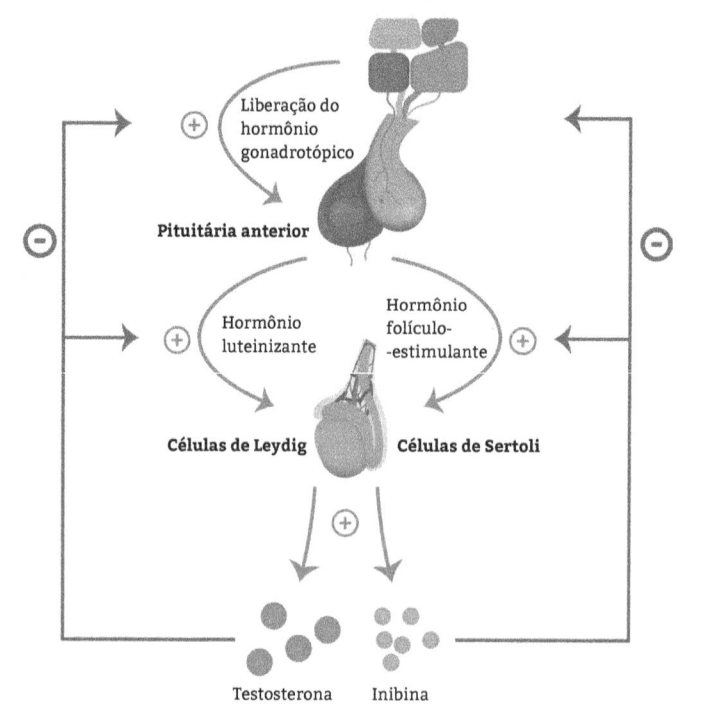

(+) Liberação do hormônio gonadotópico

Pituitária anterior

(−)   (−)

(+) Hormônio luteinizante   Hormônio folículo-estimulante (+)

Células de Leydig   Células de Sertoli

(+)

Testosterona   Inibina

joshya/Shutterstock

6.3 Fatores hereditários, genéticos e ambientais da SOP

A SOP é um distúrbio multifatorial em que genes individuais, interação gene-gene ou interações gene-ambiente foram relatados como influenciadores da predisposição ao desenvolvimento da síndrome. Anteriormente, a literatura relatava a importância da predisposição genética; no entanto, nenhum consenso foi alcançado sobre qual o principal marcador genético estabelecido para o desenvolvimento da SOP (Khan; Ullah; Basit, 2019).

6.3.1 Hereditariedade e genética

A natureza hereditária da SOP foi bem estabelecida por estudos familiares e de gêmeos. A prevalência em parentes de primeiro grau de mulheres afetadas é de 20 a 40%, substancialmente maior do que a prevalência da população geral. Estudos com gêmeos comparando a correlação do diagnóstico de SOP entre gêmeos monozigóticos e dizigóticos estimaram a herdabilidade de SOP como 70%, sugerindo que a maior parte da suscetibilidade decorre de fatores genéticos. A herdabilidade é comumente assumida para refletir os efeitos da variação genômica herdada; porém, também pode refletir os efeitos de ambientes compartilhados de predisposição a doenças. Este último é particularmente relevante quando se considera que ambientes intrauterinos adversos podem elevar o risco de doenças – por exemplo, filhas de uma mulher com SOP estariam expostas ao mesmo ambiente intrauterino. Assim, o excesso de androgênio fetal e a consequente reprogramação podem contribuir para alguma parcela dos 70% de herdabilidade (Goodarzi et al., 2011).

O ambiente materno-fetal desempenha um papel importante na programação do desenvolvimento da doença adulta. A disfunção metabólica e hormonal no desenvolvimento fetal humano acompanha o diabetes gestacional como uma ocorrência comum em mães com SOP, e o excesso de andrógeno fetal humano de hiperplasia adrenal congênita ou tumores virilizantes precede sintomas semelhantes à SOP após o nascimento. No segundo trimestre de gestação, os níveis circulantes de andrógenos no feto humano feminino podem normalmente subir para a faixa masculina. Além disso, os níveis de testosterona amniótica no meio da gestação são elevados em fetos femininos com SOP em comparação com mães normais e podem influenciar o desenvolvimento fetal, porque o excesso de andrógeno fetal induzido experimentalmente em animais produz um fenótipo semelhante à SOP com disfunção reprodutiva e metabólica. Tais alterações no ambiente materno-fetal provavelmente programam a SOP adulta por modificações epigenéticas da suscetibilidade genética do feto à SOP após o nascimento (Dumesic et al., 2014).

Para além das causas genéticas, a SOP é exacerbada pela obesidade e tem características metabólicas, reprodutivas e psicológicas significativas, incluindo risco aumentado de diabetes tipo 2 com idade de início mais precoce, subfertilidade e risco aumentado de sintomas de depressão e ansiedade. A fisiopatologia proposta da doença é uma relação sinérgica entre pulsatilidade perturbada do GnRH e hiperandrogenismo, provavelmente acompanhado de hiperinsulinemia, resistência à insulina e inflamação. No entanto, as nuances dessas relações ainda não foram totalmente elucidadas (Hiam et al., 2019).

Figura 6.3 Fisiopatologia proposta e características da SOP

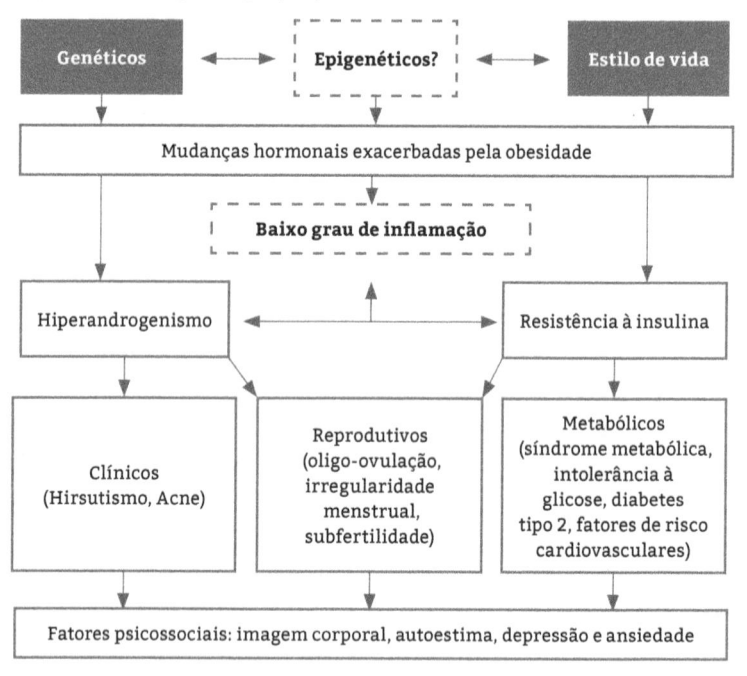

```
┌─────────────┐   ┌─────────────┐   ┌─────────────┐
│  Genéticos  │◄─►│Epigenéticos?│◄─►│Estilo de vida│
└──────┬──────┘   └──────┬──────┘   └──────┬──────┘
       │                 │                 │
       ▼                 ▼                 ▼
┌──────────────────────────────────────────────────┐
│  Mudanças hormonais exacerbadas pela obesidade   │
└──────────────────────┬───────────────────────────┘
                       ▼
            ┌─────────────────────────┐
            │ Baixo grau de inflamação│
            └─────────────────────────┘
       ▲                                   ▲
       │                                   │
┌──────┴──────────┐                ┌───────┴──────────┐
│Hiperandrogenismo│◄──────────────►│Resistência à     │
│                 │                │insulina          │
└──┬──────────┬───┘                └─────────┬────────┘
   │          │                              │
   ▼          ▼                              ▼
┌────────┐ ┌──────────────┐         ┌──────────────────┐
│Clínicos│ │ Reprodutivos │         │   Metabólicos    │
│(Hirsu- │ │(oligo-ovula- │         │(síndrome metabó- │
│tismo,  │ │ ção, irregu- │         │lica, intolerância│
│Acne)   │ │ laridade     │         │à glicose, diabe- │
│        │ │ menstrual,   │         │tes tipo 2, fato- │
│        │ │ subfertili-  │         │res de risco car- │
│        │ │ dade)        │         │diovasculares)    │
└───┬────┘ └──────┬───────┘         └────────┬─────────┘
    │             │                          │
    ▼             ▼                          ▼
┌──────────────────────────────────────────────────┐
│Fatores psicossociais: imagem corporal, auto-     │
│estima, depressão e ansiedade                     │
└──────────────────────────────────────────────────┘
```

Fonte: Hiam et al., 2019, p. 2, tradução nossa.

6.3.2 Ambiente e estilo de vida

A estreita relação entre níveis elevados de IMC e SOP é óbvia, considerando o fato de que a SOP está associada ao sobrepeso e à obesidade (33-88%). No entanto, se os pacientes obesos estão predispostos à SOP ou se são obesos em razão de seu *status* de SOP é algo continuamente debatido. Evidências atuais sugerem que a obesidade é um fator modificador, e não causal da SOP. De fato, foi demonstrado que a incidência de SOP entre os diferentes grupos de IMC foi bastante semelhante. Assim, parece que a obesidade agrava o fenótipo reprodutivo e metabólico da SOP (Louwers; Laven, 2020).

A obesidade aumenta a resistência à insulina e a hiperinsulinemia resultante, que, por sua vez, aumenta a adipogênese e diminui a lipólise. A obesidade também sensibiliza as células tecais à estimulação do LH, resultando em hiperandrogenismo ovariano funcional. Além disso, afeta as adipocinas inflamatórias, as quais também aumentam a resistência à insulina e a adipogênese. A intervenção no estilo de vida, preferencialmente incluindo dieta, exercícios e estratégias comportamentais, deve ser recomendada em mulheres com sobrepeso ou obesas com SOP para reduzir efetivamente o peso, a obesidade central e a resistência à insulina. O tratamento de primeira linha apropriado para pacientes com SOP durante a idade reprodutiva é a modificação do estilo de vida (Glueck; Goldenberg, 2019).

Uma metanálise de 30 estudos com mulheres abaixo dos 45 anos de idade encontrou uma média mais alta de colesterol de lipoproteína de baixa densidade (LDL) sérica (LDL-C), de colesterol de lipoproteína de não alta densidade (HDL) (não-HDL-C) e de níveis de triglicerídeos (TG) e níveis mais baixos de HDL-C em mulheres com SOP em comparação com mulheres do grupo de controle. Sugere-se que a SOP constitua um risco aumentado para dislipidemia associada à obesidade. Embora poucos estudos examinem a prevalência de dislipidemia em mulheres idosas com SOP, as evidências disponíveis sugerem que a dislipidemia é comum em mulheres jovens com SOP e que provavelmente persiste além da menopausa (Wild et al., 2011).

Desse modo, a SOP está associada à resistência à insulina, à hiperinsulinemia, à prevalência aumentada de intolerância à glicose e à diabetes tipo 2, independentemente do IMC. No geral, 75% das mulheres magras e 95% das mulheres obesas com SOP apresentam RI (Stepto et al., 2013).

A resistência à insulina (RI) está associada à diminuição da sensibilidade à insulina nos tecidos do corpo causada por estrutura molecular anômala, com função e sinalização anormais dos receptores de insulina ou níveis excessivos de anticorpos de ligação à insulina. O sobrepeso e a obesidade podem piorar a RI e as características da síndrome metabólica (SM), um achado comum na SOP. Com o aumento das taxas de ganho de peso e a prevalência de excesso de peso em mulheres com SOP (até 88%), a RI é ainda mais exacerbada, o que afeta negativamente a condição e representa um grande desafio de saúde pública que exige prevenção e tratamento (Louwers; Laven, 2020).

Já a síndrome metabólica (SM) é um conjunto de distúrbios metabólicos, incluindo obesidade central, hiperglicemia e resistência à insulina, dislipidemia e hipertensão. Dada a associação da SOP com muitos desses componentes individuais, não é surpreendente que as metanálises tenham mostrado um risco mais de duas vezes maior de SM em mulheres com SOP. Curiosamente, estudos em familiares de mulheres com SOP observaram aumento da prevalência de SM em pais e irmãs, aumento da prevalência de hipertensão em pais, irmãs e irmãos e aumento da prevalência de dislipidemia em pais de mulheres diagnosticadas com SOP. Isso sugere um agrupamento de risco metabólico em famílias de mulheres com SOP, aumentando o risco de sequelas adversas à saúde em longo prazo (Behboudi-Gandevani et al., 2018).

> **||| Curiosidade**
>
> Embora não comprovado, parece que as mulheres com SOP tendem a construir músculos mais rapidamente do que outras, possivelmente em decorrência de níveis mais altos de testosterona. Algumas mulheres com a síndrome acham o treinamento com pesos mais agradável do que o exercício aeróbico. Por ser mais fácil de praticar e fazer a mulher sentir-se mais forte, geralmente melhora sua imagem corporal.

6.4 Diagnóstico e tratamento da SOP

Os sintomas da SOP geralmente começam na adolescência, mas comumente a síndrome não é diagnosticada até a idade adulta, quando as mulheres apresentam complicações, como infertilidade. Muitos especialistas concordam que há uma oportunidade perdida quando a SOP não é diagnosticada até a idade adulta, porque a condição está associada a várias complicações de saúde reprodutiva, metabólicas e mentais, como visto anteriormente. A identificação precoce pode levar à intervenção também precoce e à educação sobre modificações no estilo de vida que podem reduzir os riscos à saúde associados à doença. Além disso, o diagnóstico precoce é importante quando se considera a transição adequada dos cuidados da medicina pediátrica para a medicina de adultos. Os pacientes devem estar preparados para o manejo de longo prazo a fim de prevenir e rastrear possíveis complicações da SOP (Gibson-Helm et al., 2017).

O diagnóstico de SOP em adolescentes é desafiador devido à dificuldade de distinguir manifestações da síndrome de alterações fisiológicas normais da puberdade; portanto, os médicos devem estar cientes das diretrizes específicas para adolescentes.

Em 2015, a primeira declaração de consenso para o diagnóstico de SOP em adolescentes foi desenvolvida por um painel internacional de especialistas pediátricos e endócrinos. Essa declaração foi reafirmada em 2017, resultando na Declaração de Consenso do Consórcio Internacional de Endocrinologia Pediátrica (ICPE) 2017, que é apoiada pela Pediatric Endocrine Society (PES) e se alinha com os critérios de diagnóstico para adolescentes nas diretrizes internacionais baseadas em evidências de 2018 para a avaliação e gestão da SOP durante a vida (Conlon; Malcolm; Monaghan, 2021).

O primeiro critério diagnóstico oficial para adolescentes, conhecido como *Consenso de Amsterdã*, foi publicado em 2012. Desde então, especialistas buscam esclarecer critérios específicos sobre quando os ciclos menstruais são considerados irregulares, a avaliação adequada para hiperandrogenismo e se a morfologia do ovário policístico deve ser considerada para critérios diagnósticos em adolescentes. A falta de conhecimento de diretrizes específicas para adolescentes pode criar uma confusão significativa para médicos e pacientes (Conlon; Malcolm; Monaghan, 2021).

As diretrizes específicas para adolescentes, baseadas na declaração de consenso do ICPE de 2017, fornecem os seguintes critérios para o diagnóstico de SOP nessa faixa etária: menstruação irregular com pelo menos dois anos de pós-menarca, presença de hiperandrogenismo clínico ou bioquímico persistente e exclusão de outras causas dos achados (Ibáñez et al., 2017).

Dois princípios básicos orientam o tratamento e o manejo da SOP em adolescentes. Em primeiro lugar, as modificações no estilo de vida, que são a primeira linha de tratamento para todos os adolescentes com a síndrome ou que estão em risco antes da confirmação do diagnóstico. Em segundo lugar, os tratamentos adicionais devem ser individualizados para otimizar o alívio dos sintomas. As intervenções devem ser centradas no paciente, abordando as principais preocupações deles. Ademais, a educação e o aconselhamento do paciente sobre SOP são vitais e devem ser apropriados para a idade e a cultura do paciente (Conlon; Malcolm; Monaghan, 2021).

Alimentação saudável, aumento da atividade física, redução do sedentarismo e incorporação de outras estratégias de mudança de comportamento constituem a primeira linha de terapia para adolescentes com sobrepeso ou obesidade. A perda de 5% a 7% do peso demonstrou melhora da regularidade menstrual e redução dos níveis de testosterona. A declaração de consenso do ICPE de 2017 não incentiva a perda de peso em adolescentes com SOP que tenham peso normal, mas recomenda a redução do estilo de vida sedentário e o aumento da atividade física para diminuir o risco de desenvolver síndrome metabólica. As diretrizes recomendam uma abordagem multidisciplinar para as modificações do estilo de vida, incorporando nutricionistas, profissionais de saúde mental e prestadores de cuidados primários e/ou especializados (DiVall; Merjaneh, 2019).

Atividade física de maior duração, frequência e intensidade resulta em melhor manutenção da saúde. É importante ressaltar que a atividade física moderada a vigorosa por pelo menos 60 minutos por dia está associada a uma melhor saúde física e psicossocial em crianças e adolescentes. Sessenta minutos de atividade física moderada a vigorosa pelo menos 3 vezes por semana devem ser incentivados para prevenção do ganho de peso e manutenção da saúde na SOP. Atividades alternativas de exercícios, como ioga, também podem melhorar os sintomas da SOP durante a adolescência. Limitar comportamentos sedentários, como assistir televisão e usar *tablets*, computadores e/ou telefones celulares por até duas horas ao dia, é recomendado para adolescentes e está relacionado a uma melhor saúde (Witchel; Oberfield; Peña, 2019).

A educação e o aconselhamento sobre modificações no estilo de vida devem incluir as famílias e considerar a dinâmica familiar. A prontidão da família para mudar afeta a motivação e a capacidade dos adolescentes de alterar seus comportamentos.

Os familiares podem fornecer apoio à medida que os adolescentes definem metas de estilo de vida mensuráveis e alcançáveis, acompanhando o progresso para atingir essas metas. Além disso, os profissionais devem ser sensíveis ao discutir dieta e exercícios com adolescentes e ter consciência das preocupações relacionadas à imagem corporal e ao efeito no bem-estar psicológico nessa faixa etária. As discussões devem estar focadas no benefício para a saúde geral e na modificação do estilo de vida, em vez de destacar déficits e resultados negativos a longo prazo (Conlon; Malcolm; Monaghan, 2021).

6.5 Transtornos de humor e qualidade de vida em mulheres com SOP

Depressão e ansiedade geralmente ocorrem entre mulheres com SOP. Os escores de depressão aumentam em até 40% independentemente do IMC; porém, mecanismos e etiologias da depressão e da ansiedade ainda precisam ser esclarecidos, já que os efeitos dos regimes de tratamento não são claros. A prevalência de disfunção psicossexual na SOP também parece aumentada e varia de 13,3% a 62,5%, o que parece ser maior do que a prevalência na população geral. Embora estudos individuais observem resultados mistos, as mulheres com SOP geralmente apresentam mais fatores de risco para transtornos alimentares, como obesidade, depressão, ansiedade, baixa autoestima e distorção da imagem corporal (Barry, 2019).

Em mulheres com SOP, a função sexual e os sentimentos de atratividade sexual são prejudicados. As descobertas indicam que a função sexual, a satisfação sexual e o funcionamento psicossocial precisam fazer parte de todas as avaliações clínicas. Os profissionais de saúde devem estar cientes da alta incidência e da gravidade dos problemas psicológicos, bem como da função sexual, e devem facilitar o encaminhamento adequado e as estratégias preventivas. Isso deve ser avaliado como parte do cuidado padrão na SOP. O modelo biopsicossocial é essencial para entender os resultados controversos que ligam a SOP a padrões de comportamento sexual ou domínios da função sexual (Nappi; Tiranini, 2022).

De acordo com o que já foi abordado sobre o tratamento da SOP, o aconselhamento relacionado às mudanças no estilo de vida, principalmente em meninas jovens, pode produzir resultados positivos ao diminuir o nível de estresse.

Para saber mais

O Inventário de Depressão de Beck (BDI) é amplamente utilizado para rastrear a depressão e medir manifestações comportamentais e gravidade da depressão. O BDI pode ser usado para idades de 13 a 80 anos e contém 21 itens de autorrelato que os indivíduos completam usando formatos de resposta de múltipla escolha. Leva aproximadamente 10 minutos para ser concluído. A validade e a confiabilidade do BDI foram testadas em populações em todo o mundo.

Para conhecer o documento, acesse:

UNESP – Universidade Estadual de São Paulo. **Inventário de depressão de Beck – BDI**. Disponível em: <http://docs.fct.unesp.br/docentes/fisio/augustocesinando/AVALIACAO%20FISIOTERAPEUTICA%20NEUROLOGICA/Invent%E1rio%20de%20Depress%E3o%20de%20BECK.pdf>. Acesso em: 20 nov. 2023.

Síntese

Neste capítulo, destacamos que a SOP é o distúrbio endócrino mais comum em mulheres, afetando de 5% a 10% daquelas em idade reprodutiva. Reconhecida por sua relação com distúrbios menstruais, a SOP é caracterizada por altos níveis de andrógenos (hormônios masculinos, como testosterona) no ovário e está associada à resistência à insulina. Pequenos cistos, chamados *policistos*, geralmente, mas nem sempre, cercam os ovários e aparecem como um colar de pérolas em um exame de ultrassom. Os cistos se desenvolvem por conta de desequilíbrios hormonais.

Sintomas adicionais causados pela superprodução de andrógenos incluem crescimento excessivo de pelos no rosto e no corpo (hirsutismo), alopecia, acne, problemas de pele e períodos irregulares ou ausentes de menstruação. A maioria das mulheres com SOP tem algum nível de resistência à insulina e experimenta ganho de peso no abdômen, dificuldade em perder peso, desejos intensos por carboidratos e episódios de hipoglicemia. Muitos desses sintomas são comumente experimentados durante a adolescência e podem ser facilmente ignorados. A vasta gama de sintomas e o fato de que nem todas as mulheres podem reconhecê-los são aspectos que dificultam o diagnóstico da SOP.

Atualmente, não existem critérios diagnósticos formais para SOP, dificultando o diagnóstico e a comparação dos estudos, principalmente em adolescentes. Os sintomas da SOP em adolescentes podem ser aliviados com dieta, exercícios e medicamentos, e os principais objetivos do tratamento são regular a função menstrual, reduzir os níveis de andrógenos e insulina e melhorar os sintomas dermatológicos. Mudanças de dieta e estilo de vida são normalmente a primeira linha de abordagem para o tratamento; a composição ideal da dieta ainda não é clara para pacientes com SOP, embora o tipo e a quantidade de carboidratos pareçam ser importantes.

A SOP é um distúrbio endócrino comum e complicado, o qual, muitas vezes, não é diagnosticado. São necessários critérios formais e orientações dietéticas mais baseadas em evidências. Adolescentes com SOP apresentam muitos sintomas que podem ter um impacto significativo e de longo prazo em sua autoestima e imagem corporal e correm maior risco de desenvolver um transtorno alimentar. A síndrome coloca as pessoas em risco de doenças crônicas e infertilidade mais tarde na vida, tornando fundamentais o reconhecimento e o tratamento precoces.

Atividades de autoavaliação

1. Quais das características a seguir ocorrem na SOP? Marque V para as assertivas que relatam características da SOP e F para aquelas que não correspondem à síndrome.
   - ( ) Obesidade é uma característica que ocorre na SOP.
   - ( ) Ocorre dor abdominal aguda com náusea e vômito.
   - ( ) A ovulação é irregular.
   - ( ) É constatado o aparecimento de ovários policísticos na ultrassonografia.
   - ( ) Há episódios frequentes de enxaqueca.

   Agora, assinale a alternativa que contém a sequência correta.
   a) V, F, V, V, F.
   b) F, F, V, V, V.
   c) V, V, V, F, V.
   d) F, V, F, V, F.
   e) V, F, V, F, V.

2. Sobre a síndrome dos ovários policísticos (SOP), é correto afirmar:
   a) Pacientes com SOP frequentemente apresentam resistência à insulina e hipoinsulinemia.
   b) É a causa mais comum de hiperandrogenismo e hirsutismo.
   c) Os dois critérios principais para o diagnóstico de SOP são a hipermenorreia e a presença de hiperandrogenismo.

d) O aspecto polimicrocístico dos ovários na ultrassonografia é suficiente para o diagnóstico de SOP.
e) Só é possível diagnosticar a SOP com ultrassonografia.

3. Selecione as manifestações clínicas apropriadas que podem ser vistas em uma paciente com SOP.
   a) Corrimento vaginal excessivo, diminuição da prolactina e infertilidade.
   b) Insulina diminuída, dismenorreia e constipação.
   c) Obesidade, acne, infertilidade, amenorreia e hirsutismo.
   d) Infertilidade, hipertensão, insulina diminuída e IMC normal.
   e) Hipertensão, infertilidade e diminuição da prolactina.

4. O diagnóstico da SOP pode ser feito com base em quais resultados?
   a) Glicose dentro dos limites normais.
   b) Andrógenos séricos aumentados e LH aumentado com FSH normal.
   c) A biópsia é necessária para confirmar o diagnóstico.
   d) Níveis diminuídos de LH e prolactina.
   e) Nenhuma das alternativas está correta.

5. Uma paciente com SOP que ganha 5 kg de peso corporal tem os sintomas da síndrome afetados?
   a) Sim, porque o ganho de peso geralmente exacerba os sintomas da SOP, por isso os pacientes são incentivados a se exercitar e a manter uma dieta equilibrada.
   b) Não, o peso corporal não afeta os sintomas de SOP.
   c) Não, porque pacientes com SOP tendem a ter perda de peso, e não ganho de peso.
   d) Não há relação alguma entre peso corporal e SOP.
   e) Nenhuma das alternativas está correta.

Questões para reflexão

1. Como e quando iniciar a investigação de hirsutismo e irregularidades menstruais?

2. Por que uma história familiar positiva e a secreção excessiva de insulina pelo pâncreas desempenham um papel importante na etiologia da SOP?

Atividade aplicada: prática

1. Faça uma pesquisa sobre os critérios de Rotterdam para diagnósticos da SOP e compare com outros critérios citados no texto específicos para adolescentes.

Considerações finais

Neste livro, nossa pretensão não foi realizar uma revisão extensiva e profunda da literatura pertinente à fisiopatologia das doenças metabólicas na infância e adolescência, mas sim apresentar noções iniciais dos aspectos fundamentais para os profissionais da área da saúde. O objetivo foi destacar informações e, ao mesmo tempo, incentivar a busca de conhecimento aprofundado dos assuntos discutidos.

Inicialmente, é importante salientar que o referencial teórico utilizado foi embasado nas diretrizes internacionais dos principais órgãos que tratam dos temas relevantes, tais como a Organização Mundial da Saúde, a Associação Americana de Psicologia, a Sociedade Americana de Pediatria e a Sociedade Brasileira de Diabetes, entre outros.

A escolha dos temas para os capítulos foi feita com o intuito de traçar uma trajetória que fornecesse informações epidemiológicas e fundamentos teóricos. Desse modo, espera-se que você, leitor, tenha obtido a base de algumas particularidades das doenças metabólicas na infância e adolescência, tema tão atual e relevante.

Referências

ACCORDINI, S. et al. A Three-generation Study on the Association of Tobacco Smoking with Asthma. **International Journal of Epidemiology**, v. 47, n. 4, p. 1.106-1.117, 2018. Disponível em: <https://academic.oup.com/ije/article/47/4/1106/4925526?login=false>. Acesso em: 20 nov. 2023.

AGIOSTRATIDOU, G. et al. Standardizing Clinically Meaningful Outcome Measures Beyond HbA1c for Type 1 Diabetes: a Consensus Report of the American Association of Clinical Endocrinologists, the American Association of Diabetes Educators, the American Diabetes Association, the Endocrine Society, JDRF International, the Leona M. and Harry B. Helmsley Charitable Trust, the Pediatric Endocrine Society, and the T1D Exchange. **Diabetes Care**, v. 40, n. 12, p. 1.622-1.630, 2017. Disponível em: <https://diabetesjournals.org/care/article/40/12/1622/36909>. Acesso em: 20 nov. 2023.

AĞIRDIL, Y. The Growth Plate: a Physiologic Overview. **EFORT Open Reviews**, v. 5, n. 8, p. 498-507, 2020. Disponível em: <https://eor.bioscientifica.com/view/journals/eor/5/8/2058-5241.5.190088.xml>. Acesso em: 20 nov. 2023.

ALBALADEJO-SAURA, M. et al. Relationship between biological maturation, physical fitness, and kinanthropometric variables of young athletes: A systematic review and meta-analysis. **International Journal of Environmental Research and Public Health**, v. 18, n. 1, p. 328, 2021. Disponível em: <https://pubmed.ncbi.nlm.nih.gov/33466291/>. Acesso em: 20 nov. 2023.

ALLEN, E.; FINGERET, A. Anatomy, Head and Neck, Thyroid. **National Library of Medicine**, 24 jul. 2023. Disponível em: <https://www.ncbi.nlm.nih.gov/books/NBK470452/>. Acesso em: 20 nov. 2023.

ALOTAIBI, M. F. Physiology of Puberty in Boys and Girls and Pathological Disorders Affecting its Onset. **Journal of Adolescence**, v. 71, p. 63-71, 2019. Disponível em: <https://pubmed.ncbi.nlm.nih.gov/30639665/>. Acesso em: 20 nov. 2023.

ALVES, J. G. B.; ALVES, G. V. Efeitos da atividade física sobre o crescimento de crianças. **Jornal de Pediatria**, v. 95, p. S72-S78, 2019. Disponível em: <https://www.scielo.br/j/jped/a/wJXB3374FfPsCZGjdvRNV9Q/?format=pdf&lang=pt>. Acesso em: 20 nov. 2023.

AMARAL, S.; PIMENTA, F.; SANT'ANA, C. Asma infantil e estresse familiar: revisão de literatura sobre intervenções familiares. **Atas de Psicologia da Saúde**, Lisboa, p. 741-749, 2018. Disponível em: <https://repositorio.ispa.pt/bitstream/10400.12/6247/1/12CongNacSaude_741.pdf>. Acesso em: 20 nov. 2023.

ARAÚJO, G. S. **Práticas parentais alimentares e sua relação com o consumo de alimentos na infância**. 2015. Dissertação (Mestrado em Nutrição Humana) – Universidade de Brasília, 2015. Disponível em: <https://www.repositorio.unb.br/bitstream/10482/19004/1/2015_GiovannaSoutinhoAra%C3%BAjo.pdf>. Acesso em: 20 nov. 2023.

ANDERSON, E.; DURSTINE, J. L. Physical Activity, Exercise, and Chronic Diseases: A Brief Review. **Sports Medicine and Health Science**, n. 1, v. 1, p. 3-10, 2019. Disponível em: <https://www.ncbi.nlm.nih.gov/pmc/articles/PMC9219321/>. Acesso em: 20 nov. 2023.

ANDERSON, S. E.; WHITAKER, R. C. Household Routines and Obesity in US Preschool-Aged Children. **Pediatrics**, n. 125, v. 3, p. 420-428, 2010. Disponível em: <https://publications.aap.org/pediatrics/article-abstract/125/3/420/72655/Household-Routines-and-Obesity-in-US-Preschool?redirectedFrom=fulltext>. Acesso em: 20 nov. 2023.

ANDRADE, L. B. de et al. The Efficacy of Aerobic Training in Improving the Inflammatory Component of Asthmatic Children. Randomized Trial. **Respiratory Medicine**, v. 108, n. 10, p. 1.438-1.445, 2014. Disponível em: <https://pubmed.ncbi.nlm.nih.gov/25231109/>. Acesso em: 20 nov. 2023.

ARRANGOIZ, R. et. al. Comprehensive Review of Thyroid Embryology, Anatomy, Histology, and Physiology for Surgeons. **International Journal of Otolaryngology and Head & Neck Surgery**, v. 7, n. 4, p. 160-188, 2018. Disponível em: <https://www.researchgate.net/publication/326375395_Comprehensive_Review_of_Thyroid_Embryology_Anatomy_Histology_and_Physiology_for_Surgeons>. Acesso em: 20 nov. 2023.

ARSHI, M. et al. Asthma and Insulin Resistance in Children. **Respirology**, v. 15, n. 5, p. 779-784, 2010. Disponível em: <https://pubmed.ncbi.nlm.nih.gov/20456670/>. Acesso em: 20 nov. 2023.

ARSLANIAN, S. et al. Evaluation and Management of Youth-Onset Type 2 Diabetes: a Position Statement by the American Diabetes Association. **Diabetes Care**, v. 41, n. 12, p. 2.648-2.668, 2018. Disponível em: <https://pubmed.ncbi.nlm.nih.gov/30425094/>. Acesso em: 20 nov. 2023.

ATKINSON, M. A.; EISENBARTH, G. S.; MICHELS, A. W. Type 1 Diabetes. **Lancet**, v. 383, n. 9.911, p. 69-82, 2014. Disponível em: <https://pubmed.ncbi.nlm.nih.gov/23890997/>. Acesso em: 20 nov. 2023.

AZZIZ, R. et al. Criteria for Defining Polycystic Ovary Syndrome as a Predominantly Hyperandrogenic Syndrome: an Androgen Excess Society Guideline. **The Journal of Clinical Endocrinology and Metabolism**, v. 91, n. 11, p. 4.237-4.245, 2006. Disponível em: <https://pubmed.ncbi.nlm.nih.gov/16940456/>. Acesso em: 20 nov. 2023.

AZZIZ, R. et al. Health Care-related Economic Burden of the Polycystic Ovary Syndrome During the Reproductive Life Span. **The Journal of Clinical Endocrinology and Metabolism**, v. 90, n. 8, p. 4.650-4.658, 2005. Disponível em: <https://pubmed.ncbi.nlm.nih.gov/15944216/>. Acesso em: 20 nov. 2023.

BACIL, E. D. A. et al. Physical Activity and Biological Maturation: a Systematic Review. **Revista Paulista de Pediatria**, v. 33, p. 114-121, 2015. Disponível em: <https://www.scielo.br/j/rpp/a/j67GkmF7LyZHP5jcCC8Pksp/>. Acesso em: 20 nov. 2023.

BARBOSA, R. R. B. et al. Sleep-Disordered Breathing and Markers of Morbidity in Children and Adolescents with Cystic Fibrosis. **Pediatric Pulmonology**, v. 55, n. 8, p. 1.974-1.983, 2020. Disponível em: <https://pubmed.ncbi.nlm.nih.gov/32364318/>. Acesso em: 20 nov. 2023.

BARCIK, W. et al. The Role of Lung and Gut Microbiota in the Pathology of Asthma. **Immunity**, v. 52, n. 2, p. 241-255, 2020. Disponível em: <https://www.ncbi.nlm.nih.gov/pmc/articles/PMC7128389/>. Acesso em: 20 nov. 2023.

BARRY, J. A. **Psychological Aspects of Polycystic Ovary Syndrome**. Basingstoke, Hampshire, UK: Palgrave Macmillan, 2019.

BEHBOUDI-GANDEVANI, S. et al. The risk of Metabolic Syndrome in Polycystic Ovary Syndrome: a Systematic Review and Meta-analysis. **Clinical Endocrinology**, v. 88, n. 2, p. 169-184, 2018. Disponível em: <https://pubmed.ncbi.nlm.nih.gov/28930378/>. Acesso em: 20 nov. 2023.

BENYI, E.; SÄVENDAHL, L. The Physiology of Childhood Growth: Hormonal Regulation. **Hormone Research in Paediatrics**, v. 88, n. 1, p. 6-14, 2017. Disponível em: <https://karger.com/hrp/article-abstract/88/1/6/162864/The-Physiology-of-Childhood-Growth-Hormonal?redirectedFrom=fulltext>. Acesso em: 20 nov. 2023.

BERTHOUD, H. R. et al. Learning of Food Preferences: Mechanisms and Implications for Obesity & Metabolic Diseases. **International Journal of Obesity**, v. 45, n. 10, p. 2.156-2.168, 2021. Disponível em: <https://www.nature.com/articles/s41366-021-00894-3>. Acesso em: 20 nov. 2023.

BETTENDORF, M. Thyroid Disorders in Children from Birth to Adolescence. **European Journal of Nuclear Medicine and Molecular Imaging**, v. 29, n. 2, p. S439-S446, 2002. Disponível em: <https://link.springer.com/article/10.1007/s00259-002-0905-3>. Acesso em: 20 nov. 2023.

BEYER, D.; MITFESSEL, H.; GILLISSEN, A. Maternal Smoking Promotes Chronic Obstructive Lung Disease in the Offspring as Adults. **European Journal of Medical Research**, v. 14, n. 4, p. 1-5, 2009. Disponível em: <https://www.ncbi.nlm.nih.gov/pmc/articles/PMC3521336/>. Acesso em: 20 nov. 2023.

BLEICH, S. N.; VERCAMMEN, K. A. The Negative Impact of Sugar-Sweetened Beverages on Children's Health: an Update of the Literature. **BMC Obesity**, v. 5, n. 1, p. 1-27, 2018. Disponível em: <https://bmcobes.biomedcentral.com/articles/10.1186/s40608-017-0178-9>. Acesso em: 20 nov. 2023.

BLISS, S. P. et al. GnRH Signaling, the Gonadotrope and Endocrine Control of Fertility. **Frontiers in Neuroendocrinology**, v. 31, n. 3, p. 322-340, 2010. Disponível em: <https://www.ncbi.nlm.nih.gov/pmc/articles/PMC2923852/>. Acesso em: 20 nov. 2023.

BOER, M. D. De. Assessing and Managing the Metabolic Syndrome in Children and Adolescents. **Nutrients**, v. 11, n. 8, p. 1.788, 2019. Disponível em: <https://www.ncbi.nlm.nih.gov/pmc/articles/PMC6723651/>. Acesso em: 20 nov. 2023.

BONA, G.; LUCA, F. de; MONZANI, A. (Ed.). **Thyroid Diseases in Childhood**: Recent Advances from Basic Science to Clinical Practice. Berlin: Springer International Publishing, 2015.

BORDONI, L. et al. Obesity-Related Genetic Polymorphisms and Adiposity Indices in a Young Italian Population. **IUBMB Life**, v. 69, n. 2, p. 98-105, 2017. Disponível em: <https://iubmb.onlinelibrary.wiley.com/doi/full/10.1002/iub.1596>. Acesso em: 20 nov. 2023.

BRADLEY, S. H. et. al. Precocious puberty. **BMJ**, v. 368, 2020. Disponível em: <https://pubmed.ncbi.nlm.nih.gov/31932347/>. Acesso em: 5 set. 2023.

BRASIL. **Atlas da obesidade infantil no Brasil**. Brasília: Ministério da Saúde, 2019. Disponível em: <https://aps.saude.gov.br/biblioteca/visualizar/MTQ0OA==>. Acesso em: 20 nov. 2023.

BRASIL. **Guia de atividade física para a população brasileira**. Brasília: Ministério da Saúde, 2021. Disponível em: <https://bvsms.saude.gov.br/bvs/publicacoes/guia_atividade_fisica_populacao_brasileira.pdf>. Acesso em: 20 nov. 2023.

BRASIL. **Vigitel Brasil 2019**: vigilância de fatores de risco e proteção para doenças crônicas por inquérito telefônico – estimativas sobre frequência e distribuição sociodemográfica de fatores de risco e proteção para doenças crônicas nas capitais dos 26 estados brasileiros e no Distrito Federal em 2019 [recurso eletrônico]. Brasília: Ministério da Saúde, 2020. Disponível em: <https://bvsms.saude.gov.br/bvs/publicacoes/vigitel_brasil_2019_vigilancia_fatores_risco.pdf>. Acesso em: 20 nov. 2023.

BUGGS, C.; ROSENFIELD, R. L. Polycystic Ovary Syndrome in Adolescence. **Endocrinology and Metabolism Clinics**, v. 34, n. 3, p. 677-705, 2005. Disponível em: <https://www.ncbi.nlm.nih.gov/pmc/articles/PMC3477606/>. Acesso em: 20 nov. 2023.

BUTTE, N. F. et al. A Youth Compendium of Physical Activities: Activity Codes and Metabolic Intensities. **Medicine and Science in Sports and Exercise**, v. 50, n. 2, p. 246, 2018. Disponível em: <https://www.ncbi.nlm.nih.gov/pmc/articles/PMC5768467/>. Acesso em: 20 nov. 2023.

CARLSEN, K. L. et al. Asthma in Every Fifth Child in Oslo, Norway: a 10-Year Follow Up of a Birth Cohort Study. **Allergy**, v. 61, n. 4, p. 454-460, 2006. Disponível em: <https://onlinelibrary.wiley.com/doi/10.1111/j.1398-9995.2005.00938.x>. Acesso em: 20 nov. 2023.

CASTELLANI, C.; ASSAEL, B. M. Cystic Fibrosis: a Clinical View. **Cellular and Molecular Life Sciences**, v. 74, n. 1, p. 129-140, 2017. Disponível em: <https://pubmed.ncbi.nlm.nih.gov/27709245/>. Acesso em: 20 nov. 2023.

CECIL, J. E. et al. An Obesity-Associated FTO Gene Variant and Increased Energy Intake in Children. **The New England Journal of Medicine**, v. 359, n. 24, p. 2.558-2.566, 2008. Disponível em: <https://www.nejm.org/doi/10.1056/NEJMoa0803839?url_ver=Z39.88-2003&rfr_id=ori:rid:crossref.org&rfr_dat=cr_pub%20%200www.ncbi.nlm.nih.gov>. Acesso em: 20 nov. 2023.

CHAPUT, J. P. et al. 2020 WHO Guidelines on Physical Activity and Sedentary Behaviour for Children and Adolescents Aged 5–17 Years: Summary of the Evidence. **International Journal of Behavioral Nutrition and Physical Activity**, v. 17, n. 1, p. 1-9, 2020. Disponível em: <https://ijbnpa.biomedcentral.com/articles/10.1186/s12966-020-01037-z>. Acesso em: 20 nov. 2023.

CHATZIPARASIDIS, G.; KANTAR, A. COVID-19 in Children with Asthma. **Lung**, v. 199, n. 1, p. 7-12, 2021. Disponível em: <https://www.ncbi.nlm.nih.gov/pmc/articles/PMC7835665/>. Acesso em: 20 nov. 2023.

CHERELLA, C. E. **Overview and Initial Management**: Hyperthyroidism – Endocrine Conditions in Pediatrics. Berlin: Springer International Publishing, 2021.

CHINNICI, D. et al. D. Improving the School Experience of Children with Diabetes: Evaluation of the KiDS Project. **Journal of Clinical and Translational Endocrinology**, v. 15, p. 70-75, 2019. Disponível em: <https://www.ncbi.nlm.nih.gov/pmc/articles/PMC6370558/>. Acesso em: 20 nov. 2023.

CHIRITA-EMANDI, A. et al. Overweight and Underweight Prevalence Trends in Children from Romania: pooled Analysis of Cross-sectional Studies Between 2006 and 2015. **Obesity Facts**, v. 9, n. 3, p. 206-220, 2016. Disponível em: <https://karger.com/ofa/article/9/3/206/240134/Overweight-and-Underweight-Prevalence-Trends-in>. Acesso em: 20 nov. 2023.

CHOI, K. H. et al. Boys with Precocious or Early Puberty: Incidence of Pathological Brain Magnetic Resonance Imaging Findings and Factors Related to Newly Developed Brain Lesions. **Annals of Pediatric Endocrinology & Metabolism**, v. 18, n. 4, p. 183, 2013. Disponível em: <https://www.ncbi.nlm.nih.gov/pmc/articles/PMC4027080/>. Acesso em: 20 nov. 2023.

CHOOI, Y. C.; DING, C.; MAGKOS, F. The Epidemiology of Obesity. **Metabolism**, v. 92, p. 6-10, 2019. Disponível em: <https://pubmed.ncbi.nlm.nih.gov/30253139/>. Acesso em: 20 nov. 2023.

CHUNG, S. T.; ONUZURUIKE, A. U.; MAGGE, S. N. Cardiometabolic Risk in Obese Children. **Annals of the New York Academy of Sciences**, v. 1411, n. 1, p. 166-183, 2018. Disponível em: <https://www.ncbi.nlm.nih.gov/pmc/articles/PMC5931397/>. Acesso em: 20 nov. 2023.

CONLON, J. L.; MALCOLM, S.; MONAGHAN, M. Diagnosis and Treatment of Polycystic Ovary Syndrome in Adolescents. **Journal of the American Academy of PAs**, v. 34, n. 10, p. 15-22, 2021. Disponível em: <https://journals.lww.com/jaapa/fulltext/2021/10000/diagnosis_and_treatment_of_polycystic_ovary.3.aspx>. Acesso em: 20 nov. 2023.

COPELAND, K. C. et al. Management of Newly Diagnosed Type 2 Diabetes Mellitus (T2DM) in Children And Adolescents. **Pediatrics**, v. 131, n. 2, p. 364-382, 2013. Disponível em: <https://publications.aap.org/pediatrics/article/131/2/364/31847/Management-of-Newly-Diagnosed-Type-2-Diabetes?autologincheck=redirected>. Acesso em: 20 nov. 2023.

COTTRELL, L. et al. Metabolic Abnormalities in Children with Asthma. **American Journal of Respiratory and Critical Care Medicine**, v. 183, n. 4, p. 441-448, 2011. Disponível em: <https://www.ncbi.nlm.nih.gov/pmc/articles/PMC3056222/>. Acesso em: 20 nov. 2023.

COUPER, J. J. et al. Phases of Type 1 Diabetes in Children and Adolescents. **Pediatric Diabetes**, v. 15 (Suppl. 20), 2014, p. 18-25. Disponível em: <http://wpdev.bnsde.org/wp-content/uploads/2015/08/CPCG_2014_CHAP_2.pdf>. Acesso em: 20 nov. 2023.

CRISAFULLI, G. et al. Subclinical Hypothyroidism in Children: When a Replacement Hormonal Treatment Might be Advisable. **Frontiers in Endocrinology**, v. 10, p. 109, 2019. Disponível em: <https://www.frontiersin.org/articles/10.3389/fendo.2019.00109/full>. Acesso em: 20 nov. 2023.

DATAR, A.; NICOSIA, N. Junk Food in Schools and Childhood Obesity. **Journal of Policy Analysis and Management**, v. 31, n. 2, p. 312-337, 2012. Disponível em: <https://www.ncbi.nlm.nih.gov/pmc/articles/PMC3667628/>. Acesso em: 20 nov. 2023.

D'AVILA, H. F.; CÁS, S. da; MELLO, E. D. de. Instrumentos para avaliar o comportamento alimentar de crianças e adolescentes. **Demetra**, v. 15, p. 40.131, 2020. Disponível em: <https://www.e-publicacoes.uerj.br/index.php/demetra/article/view/40131>. Acesso em: 20 nov. 2023.

DEL GIACCO, S. R. et al. Exercise and asthma: an overview. **European Clinical Respiratory Journal**, v. 2, n. 1, p. 27.984, 2015. Disponível em: <https://www.ncbi.nlm.nih.gov/pmc/articles/PMC4653278/>. Acesso em: 20 nov. 2023.

DELLA MANNA, T. et al. Diabetes Mellitus in Childhood: an Emerging Condition in the 21st Century. **Revista da Associação Médica Brasileira**, v. 62, p. 594-601, 2016. Disponível em: <https://www.scielo.br/j/ramb/a/6cvTDbMxYfKks6yJb4DcgCQ/?lang=en>. Acesso em: 20 nov. 2023.

DEMIR, D.; BEKTAS, M. The Effect of an Obesity Prevention Program on Children's Eating Behaviors, Food Addiction, Physical Activity, and Obesity Status. **Journal of Pediatric Nursing**, v. 61, p. 355-363, 2021. Disponível em: <https://pubmed.ncbi.nlm.nih.gov/34563806/>. Acesso em: 20 nov. 2023.

DEURENBERG, P.; WESTSTRATE, J. A.; SEIDELL, J. C. Body Mass Index as a Measure of Body Fatness: Age- and Sex-Specific Prediction Formulas. **British Journal of Nutrition**, v. 65, n. 2, p. 105-114, 1991. Disponível em: <https://www.cambridge.org/core/services/aop-cambridge-core/content/view/9C03B18E1A0E4CDB0441644EE64D9AA2/S0007114591000193a.pdf/div-class-title-body-mass-index-as-a-measure-of-body-fatness-age-and-sex-specific-prediction-formulas-div.pdf>. Acesso em: 20 nov. 2023.

DHARMAGE, S. C.; PERRET, J. L.; CUSTOVIC, A. Epidemiology of Asthma in Children and Adults. **Frontiers in Pediatrics**, v. 7, p. 246, 2019. Disponível em: <https://www.ncbi.nlm.nih.gov/pmc/articles/PMC6591438/>. Acesso em: 20 nov. 2023.

DIMEGLIO, L. A.; EVANS-MOLINA, C.; ORAM, R. A. Type 1 Diabetes. **Lancet**, v. 391, n. 10.138, p. 2.449-2.462, 2018. Disponível em: <https://www.ncbi.nlm.nih.gov/pmc/articles/PMC6661119/>. Acesso em: 20 nov. 2023.

DIVALL, S.; MERJANEH, L. Adolescent Polycystic Ovary Syndrome: an Update. **Pediatric Annals**, v. 48, n. 8, p. e304-e310, 2019. Disponível em: <https://pubmed.ncbi.nlm.nih.gov/31426098/>. Acesso em: 20 nov. 2023.

DIXE, M. D. A. C. R. et al. Effects of an Education Program on Knowledge and Self-Perception of School Personnel in Preparing to Care for Type 1 Diabetes Students. **Einstein**, São Paulo, v. 18, 2020. Disponível em: <https://www.ncbi.nlm.nih.gov/pmc/articles/PMC7032886/>. Acesso em: 20 nov. 2023.

DRAKE, S. M.; SIMPSON, A.; FOWLER, S. J. Asthma Diagnosis: the Changing Face of Guidelines. **Pulmonary Therapy**, v. 5, n. 2, p. 103-115, 2019. Disponível em: <https://link.springer.com/article/10.1007/s41030-019-0093-y>. Acesso em: 20 nov. 2023.

DUMESIC, D. A. et al. Intrauterine Environment and Polycystic Ovary Syndrome. **Seminars in Reproductive Medicine**, v. 32, n. 3, 2014. p. 159-165. Disponível em: <https://www.thieme-connect.com/products/ejournals/html/10.1055/s-0034-1371087>. Acesso em: 20 nov. 2023.

DWYER, A. A.; QUINTON, R. Anatomy and Physiology of the Hypothalamic-Pituitary-Gonadal (HPG) Axis. In: LLAHANA, S. et al. **Advanced Practice in Endocrinology Nursing**. Berlin: Springer Nature, 2019. p. 839-852.

EIJKEMANS, M. et al. Physical Activity and Asthma Development in Childhood: Prospective Birth Cohort Study. **Pediatric Pulmonology**, v. 55, n. 1, p. 76-82, 2020. Disponível em: <https://onlinelibrary.wiley.com/doi/full/10.1002/ppul.24531>. Acesso em: 20 nov. 2023.

ELKS, C. E. et al. Variability in the Heritability of Body Mass Index: a Systematic Review and Meta-Regression. **Frontiers in Endocrinology**, v. 3, n. 29, 2012. Disponível em: <https://www.frontiersin.org/articles/10.3389/fendo.2012.00029/full>. Acesso em: 20 nov. 2023.

EVA, J. J. et al. Self-Care and Self-Management Among Adolescent T2DM Patients: a Review. **Frontiers in Endocrinology**, v. 9, p. 489, 2018. Disponível em: <https://www.frontiersin.org/articles/10.3389/fendo.2018.00489/full>. Acesso em: 20 nov. 2023.

FALBE, J. et al. Adiposity and Different Types of Screen Time. **Pediatrics**, v. 132, n. 6, e1497-e1505, 2013. Disponível em: <https://www.ncbi.nlm.nih.gov/pmc/articles/PMC3838528/>. Acesso em: 20 nov. 2023.

FALK, B. et al. A Brief History of Pediatric Exercise Physiology. **Pediatric Exercise Science**, v. 30, n. 1, p. 1-10, 2018. Disponível em: <https://www.researchgate.net/profile/Han-Kemper/publication/322109924_A_Brief_History_of_Pediatric_Exercise_Physiology/links/5b2c09ad4585150d23c1a800/A-Brief-History-of-Pediatric-Exercise-Physiology.pdf>. Acesso em: 20 nov. 2023.

FAROOQ, R. Short Review on Polycystic Ovarian Syndrome. **Journal of Medicine**, v. 19, n. 1, p. 49-53, 2018. Disponível em: <https://pdfs.semanticscholar.org/0b01/7398b1b18533c856775a360d52b97201ca1b.pdf>. Acesso em: 20 nov. 2023.

FEDEWA, M. V. et al. Exercise and Insulin Resistance in Youth: a Meta-analysis. **Pediatrics**, v. 133, n. 1, p. e163-e174, 2014. Disponível em: <https://publications.aap.org/pediatrics/article-abstract/133/1/e163/68540/Exercise-and-Insulin-Resistance-in-Youth-A-Meta>. Acesso em: 20 nov. 2023.

FERRANTE, G.; LA GRUTTA, S. The Burden of Pediatric Asthma. **Frontiers in Pediatrics**, v. 6, p. 186, 2018. Disponível em: <https://www.frontiersin.org/articles/10.3389/fped.2018.00186/full>. Acesso em: 20 nov. 2023.

FERREIRA, L. M. S. **Avaliação nutricional antropométrica de crianças**: uma revisão narrativa. 2020. 39 f. Trabalho de Conclusão de Curso (Graduação em Nutrição) – Departamento de Nutrição, Universidade Federal do Rio Grande do Norte, Natal, 2020. Disponível em: <https://repositorio.ufrn.br/handle/123456789/40195>. Acesso em: 20 nov. 2023.

FRANKS, S. Polycystic Ovary Syndrome in Adolescents. **International Journal of Obesity**, v. 32, n. 7, p. 1.035-1.041, 2008. Disponível em: <https://www.researchgate.net/profile/Stephen-Franks/publication/5393667_Polycystic_ovary_syndrome_in_adolescents/links/55df29d208aeaa26af10a0e3/Polycystic-ovary-syndrome-in-adolescents.pdf>. Acesso em: 20 nov. 2023.

FREIRE, P. **Pedagogia da autonomia**. São Paulo: Paz e Terra, 1996.

FITZPATRICK T. H.; SICCARDI M. A. Anatomy, Head and Neck: Adam's Apple. **National Library of Medicine**, 8 abr. 2023. Disponível em: <https://www.ncbi.nlm.nih.gov/books/NBK535354/>. Acesso em: 20 nov. 2023.

GAÍVA, M. A. P. et al. Avaliação do crescimento e desenvolvimento infantil na consulta de enfermagem. **Avances en Enfermería**, v. 36, n. 1, p. 9-21, 2018. Disponível em: <http://www.scielo.org.co/scielo.php?script=sci_arttext&pid=S0121-45002018000100009>. Acesso em: 20 nov. 2023.

GARCÍA-SOLÍS, P. et al. Fat Mass Obesity-associated (FTO) (rs9939609) and Melanocortin 4 Receptor (MC4R)(rs17782313) SNP are Positively Associated with Obesity and Blood Pressure in Mexican School-aged Children. **British Journal of Nutrition**, v. 116, n. 10, p. 1.834-1.840, 2016. Disponível em: <https://www.cambridge.org/core/services/aop-cambridge-core/content/view/1B6ECA48158BA777433CC00DEAED521C/S0007114516003779a.pdf/fat_mass_obesityassociated_fto_rs9939609_and_melanocortin_4_receptor_mc4r_rs17782313_snp_are_positively_associated_with_obesity_and_blood_pressure_in_mexican_schoolaged_children.pdf>. Acesso em: 20 nov. 2023.

GAUDINO, R. et al. Current Clinical Management of Constitutional Delay of Growth and Puberty. **Italian Journal of Pediatrics**, v. 48, n. 1, p. 1-4, 2022. Disponível em: <https://ijponline.biomedcentral.com/articles/10.1186/s13052-022-01242-5>. Acesso em: 20 nov. 2023.

GAUTIER, C.; CHARPIN, D. Environmental Triggers and Avoidance in the Management of Asthma. **Journal of Asthma and Allergy**, v. 10, p. 47, 2017. Disponível em: <https://www.tandfonline.com/doi/pdf/10.2147/JAA.S121276>. Acesso em: 20 nov. 2023.

GHOBADI, S. et al. Association of Eating While Television Viewing and Overweight/Obesity Among Children and Adolescents: a Systematic Review and Meta-Analysis of Observational Studies. **Obesity Reviews**, v. 19, n. 3, p. 313-320, 2018. Disponível em: <https://onlinelibrary.wiley.com/doi/full/10.1111/obr.12637>. Acesso em: 20 nov. 2023.

GIBSON-HELM, M. et al. Delayed Diagnosis and a Lack of Information Associated with Dissatisfaction in Women with Polycystic Ovary Syndrome. **The Journal of Clinical Endocrinology & Metabolism**, v. 102, n. 2, p. 604-612, 2017. Disponível em: <https://academic.oup.com/jcem/article/102/2/604/2972079?login=false>. Acesso em: 20 nov. 2023.

GLUECK, C.J.; GOLDENBERG, N. Characteristics of Obesity in Polycystic Ovary Syndrome: Etiology, Treatment, and Genetics. **Metabolism**, v. 92, p. 108-120, 2019. Disponível em: <https://www.sciencedirect.com/science/article/abs/pii/S0026049518302336>. Acesso em: 20 nov. 2023.

GOODARZI, M. O. et al. Polycystic Ovary Syndrome: Etiology, Pathogenesis and Diagnosis. **Nature Reviews Endocrinology**, v. 7, n. 4, p. 219-231, 2011. Disponível em: <https://www.nature.com/articles/nrendo.2010.217>. Acesso em: 20 nov. 2023.

GOYENECHEA, E.; PARRA, D.; MARTÍNEZ, J. A. Impact of Interleukin 6– 174G> C Polymorphism on Obesity-Related Metabolic Disorders in People with Excess in Body Weight. **Metabolism**, v. 56, n. 12, p. 1.643-1.648, 2007. Disponível em: <https://www.sciencedirect.com/science/article/abs/pii/S0026049507002673>. Acesso em: 20 nov. 2023.

GRANT, S. F. et al. Association Analysis of the FTO Gene with Obesity in Children of Caucasian and African Ancestry Reveals a Common Tagging SNP. **Plos One**, v. 3, n. 3, p. e1746, 2008. Disponível em: <https://journals.plos.org/plosone/article?id=10.1371/journal.pone.0001746>. Acesso em: 20 nov. 2023.

GUINHOUYA, B. C. et al. Evidence of the Influence of Physical Activity on the Metabolic Syndrome and/or on Insulin Resistance in Pediatric Populations: a Systematic Review. **International Journal of Pediatric Obesity**, v. 6, n. 5-6, p. 361-388, 2011. Disponível em: <https://www.researchgate.net/publication/51580315_Evidence_of_the_influence_of_physical_activity_on_the_metabolic_syndrome_andor_on_insulin_resistance_in_pediatric_populations_A_systematic_review>. Acesso em: 20 nov. 2023.

GUPTA, V. et al. Association of TNF-α Promoter Gene G-308A Polymorphism with Metabolic Syndrome, Insulin Resistance, Serum TNF-α and Leptin Levels in Indian Adult Women. **Cytokine**, v. 57, n. 1, p. 32-36, 2012. Disponível em: <https://www.sciencedirect.com/science/article/abs/pii/S1043466611001323>. Acesso em: 20 nov. 2023.

HEROUVI, D. et al. Cardiovascular Disease in Childhood: the Role of Obesity. **European Journal of Pediatrics**, v. 172, n. 6, p. 721-732, 2013. Disponível em: <https://link.springer.com/article/10.1007/s00431-013-1932-8>. Acesso em: 20 nov. 2023.

HIAM, D. et al. The Genetics of Polycystic Ovary Syndrome: an Overview of Candidate Gene Systematic Reviews and Genome-Wide Association Studies. **Journal of Clinical Medicine**, v. 8, n. 10, p. 1.606, 2019. Disponível em: <https://www.mdpi.com/2077-0383/8/10/1606>. Acesso em: 20 nov. 2023.

HINOJOSA, A. M. O. et al. Influence of School Environments on Childhood Obesity in California. **Environmental Research**, v. 166, p. 100-107, 2018. Disponível em: <https://www.sciencedirect.com/science/article/abs/pii/S0013935118302226>. Acesso em: 20 nov. 2023.

HISTÓRIA da asma. **Asma brônquica**. Disponível em: <https://www.asmabronquica.com.br/medical/historia_da_asma.html>. Acesso em: 20 nov. 2023.

HOCHBERG, Z. E. et al. Child Health, Developmental Plasticity, and Epigenetic Programming. **Endocrine Reviews**, v. 32, n. 2, p. 159-224, 2011. Disponível em: <https://academic.oup.com/edrv/article/32/2/159/2354728?login=false>. Acesso em: 20 nov. 2023.

HOELSCHER, D. M. et al. Academy Positions Committee. Position of the Academy of Nutrition and Dietetics: Interventions for the Prevention and Treatment of Pediatric Overweight and Obesity. **Journal of the Academy of Nutrition and Dietetics**, v. 113, n. 10, p. 1.375-1.394, 2013. Disponível em: <https://www.sciencedirect.com/science/article/abs/pii/S2212267213012926>. Acesso em: 20 nov. 2023.

HOUGH, K. P. et al. Airway Remodeling in Asthma. **Frontiers in Medicine**, v. 7, p. 191, 2020. Disponível em: <https://www.frontiersin.org/articles/10.3389/fmed.2020.00191/full>. Acesso em: 20 nov. 2023.

HUANG, X. et al. The Etiologic Origins for Chronic Obstructive Pulmonary Disease. **International Journal of Chronic Obstructive Pulmonary Disease**, v. 14, p. 1139, 2019. Disponível em: <https://www.tandfonline.com/doi/full/10.2147/COPD.S203215>. Acesso em: 20 nov. 2023.

HUI, D. S.; CHAN, P. K. S. Pneumonia | Viral. **Encyclopedia of Respiratory Medicine**, p. 456-466, 2006. Disponível em: <https://www.ncbi.nlm.nih.gov/pmc/articles/PMC7158308/>. Acesso em: 20 nov. 2023.

IBÁÑEZ, L. et al. An International Consortium Update: Pathophysiology, Diagnosis, and Treatment of Polycystic Ovarian Syndrome in Adolescence. **Hormone Research in Paediatrics**, v. 88, p. 371-395, 2017. Disponível em: <https://karger.com/hrp/article/88/6/371/166578/na-International-Consortium-Update-Pathophysiology>. Acesso em: 20 nov. 2023.

ILAHI A.; MUCO E.; ILAHI, T. B. **Anatomy, Head and Neck, Parathyroid**. 8 ago. 2023. Disponível em: <https://www.ncbi.nlm.nih.gov/books/NBK537203/>. Acesso em: 20 nov. 2023.

JASER, S. S. et al. Sleep in Children with Type 1 Diabetes and Their Parents in the T1D Exchange. **Sleep Medicine**, v. 39, p. 108-115, 2017. Disponível em: <https://www.ncbi.nlm.nih.gov/pmc/articles/PMC7650845/>. Acesso em: 20 nov. 2023.

JASER, S. S. et al. Pilot Trial of a Sleep-promoting Intervention for Children with Type 1 Diabetes. **Journal of Pediatric Psychology**, v. 46, n. 3, p. 304-313, 2021. Disponível em: <https://www.ncbi.nlm.nih.gov/pmc/articles/PMC8679215/>. Acesso em: 20 nov. 2023.

JIMENEZ, C. C. et al. National Athletic Trainers' Association Position Statement: Management of the Athlete with Type 1 Diabetes Mellitus. **Journal of Athletic Training**, v. 42, n. 4, p. 536, 2007. Disponível em: <https://www.ncbi.nlm.nih.gov/pmc/articles/PMC2140081/>. Acesso em: 20 nov. 2023.

JUNG, K. H. et al. Childhood Exposure to Fine Particulate Matter and Black Carbon and the Development of New Wheeze Between Ages 5 and 7 in an Urban Prospective Cohort. **Environment International**, v. 45, p. 44-50, 2012. Disponível em: <https://www.ncbi.nlm.nih.gov/pmc/articles/PMC3366055/>. Acesso em: 20 nov. 2023.

KALYANI, R. R. Diagnosis and Classification of Diabetes. **Johns Hopkins Diabetes Guide**, 1º ago. 2017. Disponível em: <www.hopkinsguides.com/hopkins/view/Johns_Hopkins_Diabetes_Guide/547038/all/Diagnosis_and_Classification_of_Diabetes>. Acesso em: 20 nov. 2023.

KATZMARZYK, P. T. et al. 2018 Physical Activity Guidelines Advisory Committee. Sedentary Behavior and Health: Update from the 2018 Physical Activity Guidelines Advisory Committee. **Medicine and Science in Sports and Exercise**, v. 51, n. 6, p. 1227, 2019. Disponível em: <https://www.ncbi.nlm.nih.gov/pmc/articles/PMC6527341/>. Acesso em: 20 nov. 2023.

KHAN, M. J.; ULLAH, A.; BASIT, S. Genetic Basis of Polycystic Ovary Syndrome (PCOS): Current Perspectives. **The Application of Clinical Genetics**, v. 12, p. 249, 2019. Disponível em: <https://www.tandfonline.com/doi/full/10.2147/TACG.S200341>. Acesso em: 20 nov. 2023.

KIM, V.; CRINER, G. J. The Chronic Bronchitis Phenotype in COPD: Features and Implications. **Current Opinion in Pulmonary Medicine**, v. 21, n. 2, p. 133, 2015. Disponível em: <https://www.ncbi.nlm.nih.gov/pmc/articles/PMC4373868/>. Acesso em: 20 nov. 2023.

KIRK, S. et al. Treatment of Pediatric Overweight and Obesity: Position of the Academy of Nutrition and Dietetics Based on an Umbrella Review of Systematic Reviews. **Journal of the Academy of Nutrition and Dietetics**, v. 122, n. 4, 2022. Disponível em: <https://www.sochob.cl/web1/wp-content/uploads/2022/04/Treatment-of-Pediatric-Overweight-and-Obesity-Position-of-the-Academy-of-Nutrition-and-Dietetics-Based-on-an-Umbrella-Review-of-Systematic-Reviews.pdf>. Acesso em: 20 nov. 2023.

KIRKBY, S. et al. Benefits of Pulmonary Rehabilitation in Pediatric Asthma. **Pediatric Pulmonology**, v. 53, n. 8, p. 1.014-1.017, 2018. Disponível em: <https://portal.neumopediatriacolombia.com/wp-content/uploads/2022/07/56-kirkby2018.pdf>. Acesso em: 20 nov. 2023.

KÖNNER, A. C.; KLÖCKENER, T.; BRÜNING, J. C. Control of Energy Homeostasis by Insulin and Leptin: Targeting the Arcuate Nucleus and Beyond. **Physiology & Behavior**, v. 97, n. 5, p. 632-638, 2009. Disponível em: <https://www.sciencedirect.com/science/article/abs/pii/S0031938409001486>. Acesso em: 20 nov. 2023.

KOTA, A. S.; EJAZ, S. Precocious Puberty. **National Library of Medicine**, 4 jul. 2023. Disponível em: <https://www.ncbi.nlm.nih.gov/books/NBK544313/>. Acesso em: 20 nov. 2023.

KRACHT, C. L.; JOSEPH, E. D.; STAIANO, A. E. Video Games, Obesity, and Children. **Current Obesity Reports**, v. 9, n. 1, p. 1-14, 2020. Disponível em: <https://www.ncbi.nlm.nih.gov/pmc/articles/PMC7078026/>. Acesso em: 20 nov. 2023.

KUDO, M.; ISHIGATSUBO, Y.; AOKI, I. Pathology of Asthma. **Frontiers in Microbiology**, v. 4, p. 263, 2013. Disponível em: <https://www.frontiersin.org/articles/10.3389/fmicb.2013.00263/full>. Acesso em: 20 nov. 2023.

KUSCHNIR, F. C. et al. Severe Asthma is Associated with Metabolic Syndrome in Brazilian Adolescents. **Journal of Allergy and Clinical Immunology**, v. 141, n. 5, p. 1.947-1.949, 2018. Disponível em: <https://www.jacionline.org/article/S0091-6749(18)30211-2/fulltext>. Acesso em: 20 nov. 2023.

LABAYEN, I. R. J. R. et al. Association between the FTO rs9939609 Polymorphism and Leptin in European Adolescents: a Possible Link with Energy Balance Control – The HELENA Study. **International Journal of Obesity**, v. 35, p. 66-71, 2011. Disponível em: <https://www.nature.com/articles/ijo2010219>. Acesso em: 20 nov. 2023.

LATRONICO, A. C.; BRITO, V. N.; CAREL, J. C. Causes, Diagnosis, and Treatment of Central Precocious Puberty. **The Lancet Diabetes & Endocrinology**, v. 4, n. 3, p. 265-274, 2016. Disponível em: <https://www.thelancet.com/journals/landia/article/PIIS2213-8587(15)00380-0/fulltext>. Acesso em: 20 nov. 2023.

LAU, P. W. et al. Effects of High-Intensity Intermittent Running Exercise in Overweight Children. **European Journal of Sport Science**, v. 15, n. 2, p. 182-190, 2015. Disponível em: <https://www.tandfonline.com/doi/full/10.1080/17461391.2014.933880?scroll=top&needAccess=true&role=tab>. Acesso em: 20 nov. 2023.

LAZAR, L. et al. Natural History of Thyroid Function Tests Over 5 Years in a Large Pediatric Cohort. **The Journal of Clinical Endocrinology & Metabolism**, v. 94, n. 5, p. 1.678-1.682, 2009. Disponível em: <https://academic.oup.com/jcem/article/94/5/1678/2598361?login=false>. Acesso em: 20 nov. 2023.

LEE, I. M. et al. Impact of Physical Inactivity on the World's Major Non-Communicable Diseases. **The Lancet**, v. 380, n. 9.838, p. 219-229, 2012. Disponível em: <https://www.ncbi.nlm.nih.gov/pmc/articles/PMC3645500/?source=post_page->. Acesso em: 20 nov. 2023.

LEE, J.; KIM, J. H. Endocrine Comorbidities of Pediatric Obesity. **Clinical and Experimental Pediatrics**, v. 64, n. 12, p. 619, 2021. Disponível em: <https://www.ncbi.nlm.nih.gov/pmc/articles/PMC8650822/>. Acesso em: 20 nov. 2023.

LI, Y. F. et al. Maternal and Grandmaternal Smoking Patterns are Associated with Early Childhood Asthma. **Chest**, v. 127, n. 4, p. 1.232-1.241, 2006. Disponível em: <https://www.researchgate.net/profile/Muhammad-Salam-3/publication/7915974_Maternal_and_Grandmaternal_Smoking_Patterns_Are_Associated_With_Early_Childhood_Asthma/links/00b7d52ba862caf1bd000000/Maternal-and-Grandmaternal-Smoking-Patterns-Are-Associated-With-Early-Childhood-Asthma.pdf>. Acesso em: 20 nov. 2023.

LIVADAS, S.; CHROUSOS, G. P. Molecular and Environmental Mechanisms Regulating Puberty Initiation: an Integrated Approach. **Frontiers in Endocrinology**, v. 10, p. 828, 2019. Disponível em: <https://www.frontiersin.org/articles/10.3389/fendo.2019.00828/full>. Acesso em: 20 nov. 2023.

LOUWERS, Y. V.; LAVEN, J. S. E. Characteristics of Polycystic Ovary Syndrome Throughout Life. **Therapeutic Advances in Reproductive Health**, v. 14, 2020. Disponível em: <https://journals.sagepub.com/doi/full/10.1177/2633494120911038>. Acesso em: 20 nov. 2023.

LU, K. D.; FORNO, E. Exercise and Lifestyle Changes in Pediatric Asthma. **Current Opinion in Pulmonary Medicine**, v. 26, n. 1, p. 103, 2020. Disponível em: <https://www.ncbi.nlm.nih.gov/pmc/articles/PMC7094764/>. Acesso em: 20 nov. 2023.

LUDWIG, D. S. Epidemic Childhood Obesity: Not Yet the End of the Beginning. **Pediatrics**, v. 141, n. 3, 2018. Disponível em: <https://www.ncbi.nlm.nih.gov/pmc/articles/PMC5847089/>. Acesso em: 20 nov. 2023.

LYDEN, M. L.; WANG, T. S.; SOSA, J. A. Surgical Anatomy of the Thyroid Gland. Surgical Anatomy of the Thyroid Gland. **UpToDate**, 15 jun. 2023. Disponível em: <https://medilib.ir/uptodate/show/2154>. Acesso em: 20 nov. 2023.

MACKIE, E. J.; TATARCZUCH, L.; MIRAMS, M. Thematic Review: The Skeleton: A Multi-Functional Complex Organ. The Growth Plate Chondrocyte and Endochondral Ossification. **Journal of Endocrinology**, v. 211, p. 109-121, 2011. Disponível em: <https://citeseerx.ist.psu.edu/document?repid=rep1&type=pdf&doi=07044a784eb4ad94f876e8b056c58ef4feafaf75>. Acesso em: 20 nov. 2023.

MALIK, F. S.; TAPLIN, C. E. Insulin Therapy in Children and Adolescents with Type 1 Diabetes. **Pediatric Drugs**, v. 16, n. 2, p. 141-150, 2014. Disponível em: <https://link.springer.com/article/10.1007/s40272-014-0064-6>. Acesso em: 20 nov. 2023.

MANDRUSIAK, A. et al. Functional Capacity Tests in Young People with Cystic Fibrosis. **New Zealand Journal Of Physiotherapy**, v. 37, n. 1, p. 13-16, 2009. Disponível em: <https://www.researchgate.net/publication/43524182_Functional_capacity_tests_in_young_people_with_cystic_fibrosis>. Acesso em: 20 nov. 2023.

MANN, J. P. et al. Nonalcoholic Fatty Liver Disease in Children. **Seminars in Liver Disease**, v. 38, n. 1, p. 001-013, 2018. Disponível em: <https://air.unimi.it/bitstream/2434/606450/2/s-0038-1627456.pdf>. Acesso em: 20 nov. 2023.

MĂRGINEAN, C. et al. The FTO rs9939609 and LEPR rs1137101 Mothers-Newborns Gene Polymorphisms and Maternal Fat Mass Index Effects on Anthropometric Characteristics in Newborns: a Cross-Sectional Study on Mothers-Newborns Gene Polymorphisms – The FTO-LEPR Study (STROBE-Compliant Article). **Medicine**, v. 95, n. 49, 2016. Disponível em: <https://www.ncbi.nlm.nih.gov/pmc/articles/PMC5266028/> Acesso em: 20 nov. 2023.

MĂRGINEAN, C. O.; MĂRGINEAN, C.; MELIȚ, L. E. New Insights Regarding Genetic Aspects of Childhood Obesity: a Minireview. **Frontiers in Pediatrics**, v. 6, p. 271, 2018. Disponível em: <https://www.frontiersin.org/articles/10.3389/fped.2018.00271/full>. Acesso em: 20 nov. 2023.

MARSHALL, W. A.; TANNER, J. M. Variations in the Pattern of Pubertal Changes in Boys. **Archives of Disease in Childhood**, v. 45, n. 239, p. 13-23, 1970. Disponível em: <https://adc.bmj.com/content/archdischild/45/239/13.full.pdf>. Acesso em: 20 nov. 2023.

MARSHALL, W. A.; TANNER, J. M. Variations in Pattern of Pubertal Changes in Girls. **Archives of Disease in Childhood**, v. 44, n. 235, p. 291, 1969. Disponível em: <https://www.ncbi.nlm.nih.gov/pmc/articles/PMC2020314/pdf/archdisch01552-0003.pdf>. Acesso em: 20 nov. 2023.

MARSON, E. C. et al. Effects of Aerobic, Resistance, and Combined Exercise Training on Insulin Resistance Markers in Overweight or Obese Children and Adolescents: a Systematic Review and Meta-Analysis. **Preventive Medicine**, v. 93, p. 211-218, 2016. Disponível em: <https://www.sciencedirect.com/science/article/abs/pii/S0091743516303425>. Acesso em: 20 nov. 2023.

MARTINS, M. F.; ROMEU, G. A.; MATOS, V. C. Perfil farmacoepidemiológico dos pacientes diabéticos atendidos no NAMI. **Infarma**, v. 20, n. 1/2, p. 3-8, 2008. Disponível em: <https://revistas.cff.org.br/?journal=infarma&page=article&op=view&path%5B%5D=394&path%5B%5D=391>. Acesso em: 20 nov. 2023.

McARDLE, W. D.; KATCH, F. I.; KATCH, V. L. **Fisiologia do exercício**: nutrição, energia e desempenho humano. Barueri, SP: Guanabara Koogan, 2015.

McINTYRE, C. L.; KNOWLES, N. J.; SIMMONDS, P. Proposals for the Classification of Human Rhinovirus Species A, B and C Into Genotypically Assigned Types. **The Journal of General Virology**, v. 94, n. Pt 8, p. 1.791, 2013. Disponível em: <https://www.ncbi.nlm.nih.gov/pmc/articles/PMC3749525/>. Acesso em: 20 nov. 2023.

McKAY, K. O.; HOGG, J. C. The Contribution of Airway Structure to Early Childhood Asthma. **Medical Journal of Australia**, v. 177, p. S45-S47, 2002. Disponível em: <https://citeseerx.ist.psu.edu/document?repid=rep1&type=pdf&doi=ee512925648d29cbb305bff4b0fe5359ff48c077>. Acesso em: 20 nov. 2023.

MIO, C. et al. Molecular Defects in Thyroid Dysgenesis. **Clinical Genetics**, v. 97, n. 1, p. 222-231, 2020. Disponível em: <https://iris.uniroma1.it/bitstream/11573/1327593/3/Mio_Thyroid-dysgenesis_2020.pdf>. Acesso em: 20 nov. 2023.

MOHAMED-HUSSEIN, Z.; HARUN, S. Construction of a Polycystic Ovarian Syndrome (PCOS) Pathway Based on the Interactions of PCOS-Related Proteins Retrieved from Bibliomic Data. **Theoretical Biology and Medical Modelling**, v. 6, n. 1, p. 1-7, 2009. Disponível em: <https://link.springer.com/article/10.1186/1742-4682-6-18>. Acesso em: 20 nov. 2023.

MOLLER, D. E.; FLIER, J. S. Insulin Resistance-Mechanisms, Syndromes, and Implications. **New England Journal of Medicine**, v. 325, n. 13, p. 938-948, 1991. Disponível em: <https://www.nejm.org/doi/full/10.1056/NEJM199109263251307>. Acesso em: 20 nov. 2023.

MOLLESTON, J. P. et al. Obese Children with Steatohepatitis can Develop Cirrhosis in Childhood. **The American Journal of Gastroenterology**, v. 97, n. 9, p. 2460-2462, 2002. Disponível em: <https://www.sciencedirect.com/science/article/abs/pii/S0002927002043605>. Acesso em: 20 nov. 2023.

MOLOU, E. et al. Early Screening of FTO and MC4R Variants in Newborns of Greek Origin. **Journal of Pediatric Endocrinology and Metabolism**, v. 28, n. 5-6, p. 619-622, 2015. Disponível em: <https://www.degruyter.com/document/doi/10.1515/jpem-2014-0320/html>. Acesso em: 20 nov. 2023.

MORRISSEY, B. et al. Sleep and Obesity among Children: a Systematic Review of Multiple Sleep Dimensions. **Pediatric Obesity**, v. 15, n. 4, e12619, 2020. Disponível em: <https://onlinelibrary.wiley.com/doi/full/10.1111/ijpo.12619>. Acesso em: 20 nov. 2023.

MTHEMBU, N. et al. Respiratory Viral and Bacterial Factors that Influence Early Childhood Asthma. **Frontiers in Allergy**, v. 2, 2021. Disponível em: <https://www.frontiersin.org/articles/10.3389/falgy.2021.692841/full>. Acesso em: 20 nov. 2023.

MURRAY, P. G.; CLAYTON, P. E. Endocrine Control of Growth. **American Journal of Medical Genetics: Seminars in Medical Genetics**, 2013. Disponível em: <https://onlinelibrary.wiley.com/doi/full/10.1002/j.1552-4876.2013.31357.x>. Acesso em: 20 nov. 2023.

NADEAU, K. J. et al. Youth-Onset Type 2 Diabetes Consensus Report: Current Status, Challenges, and Priorities. **Diabetes Care**, v. 39, n. 9, p. 1.635-1.642, 2016. Disponível em: <https://diabetesjournals.org/care/article/39/9/1635/37069/Youth-Onset-Type-2-Diabetes-Consensus-Report>. Acesso em: 20 nov. 2023.

NADELLA, S.; INDYK, J. A.; KAMBOJ, M. K. Management of Diabetes Mellitus in Children and Adolescents: Engaging in Physical Activity. **Translational Pediatrics**, v. 6, n. 3, p. 215, 2017. Disponível em: <https://www.ncbi.nlm.nih.gov/pmc/articles/PMC5532192/>. Acesso em: 20 nov. 2023.

NAM, H. K. et al. Trends in the Prevalence of Extreme Obesity Among Korean Children and Adolescents from 2001 to 2014. **Journal of Pediatric Endocrinology and Metabolism**, v. 30, n. 5, p. 517-523, 2017. Disponível em: <https://www.degruyter.com/document/doi/10.1515/jpem-2016-0456/html>. Acesso em: 20 nov. 2023.

NAPPI, R. E.; TIRANINI, L. Polycystic Ovary Syndrome and Sexuality. **Gynecological Endocrinology**, v. 38, n. 7, p. 535-536, 2022. Disponível em: <https://www.tandfonline.com/doi/epdf/10.1080/09513590.2022.2089109?needAccess=true&role=button>. Acesso em: 20 nov. 2023.

NAZ, M. S. G. et al. The Prevalence of Polycystic Ovary Syndrome in Adolescents: a Systematic Review and Meta-analysis. **International Journal of Reproductive Biomedicine**, v. 17, n. 8, p. 533, 2019. Disponível em: <https://www.ncbi.nlm.nih.gov/pmc/articles/PMC6745085/>. Acesso em: 20 nov. 2023.

NIEDZIELA, M. Hyperthyroidism in adolescents. **Endocrine Connections**, v. 10, n. 11, p. R279-R292, 2021. Disponível em: <https://ec.bioscientifica.com/view/journals/ec/10/11/EC-21-0191.xml>. Acesso em: 20 nov. 2023.

NG, M. et al. Global, Regional, and National Prevalence of Overweight and Obesity in Children and Adults during 1980–2013: a Systematic Analysis for the Global Burden of Disease Study 2013. **Lancet**, 2014. Disponível em: <https://www.thelancet.com/journals/lancet/article/PIIS0140-6736(14)60460-8/fulltext>. Acesso em: 20 nov. 2023.

NIRANJAN, U.; WRIGHT, N. P. Should we Treat Subclinical Hypothyroidism in Obese Children? **BMJ**, v. 352, 2016. Disponível em: <https://www.bmj.com/content/352/bmj.i941>. Acesso em: 20 nov. 2023.

NUSSEY, S. S.; WHITEHEAD, S. A. **Endocrinology**: an Integrated Approach. London: Bios Scientific Publishers, 2001.

NYENHUIS, S. M.; DIXON, A. E.; MA, J. Impact of Lifestyle Interventions Targeting Healthy Diet, Physical Activity, and Weight Loss on Asthma in Adults: What is the Evidence? **The Journal of Allergy and Clinical Immunology**, v. 6, n. 3, p. 751-763, 2018. Disponível em: <https://pubmed.ncbi.nlm.nih.gov/29221919/>. Acesso em: 20 nov. 2023.

OLIVER, B. G. et al. Viral Infections and Asthma: an Inflammatory Interface? **European Respiratory Journal**, v. 44, n. 6, p. 1666-1681, 2014. Disponível em: <https://erj.ersjournals.com/content/44/6/1666>. Acesso em: 20 nov. 2023.

OLIVIERI, A.; FAZZINI, C.; MEDDA, E. Italian Study Group for Congenital Hypothyroidism. Multiple Factors Influencing the Incidence of Congenital Hypothyroidism Detected by Neonatal Screening. **Hormone Research in Paediatrics**, v. 83, n. 2, p. 86-93, 2015. Disponível em: <https://www.researchgate.net/profile/Emanuela-Medda/publication/270657812_Multiple_Factors_Influencing_the_Incidence_of_Congenital_Hypothyroidism_Detected_by_Neonatal_Screening/links/582d7e1608ae102f072cff11/Multiple-Factors-Influencing-the-Incidence-of-Congenital-Hypothyroidism-Detected-by-Neonatal-Screening.pdf>. Acesso em: 20 nov. 2023.

ORAM, R. A. et al. The Majority of Patients with Long-duration Type 1 Diabetes are Insulin Microsecretors and Have Functioning Beta Cells. **Diabetologia**, v. 57, n. 1, p. 187-191, 2014. Disponível em: <https://link.springer.com/article/10.1007/s00125-013-3067-x>. Acesso em: 20 nov. 2023.

ORLANDO, A. et al. Hypertension in Children: Role of Obesity, Simple Carbohydrates, and Uric Acid. **Frontiers in Public Health**, n. 6, v. 129, 2018. Disponível em: <https://www.frontiersin.org/articles/10.3389/fpubh.2018.00129/full>. Acesso em: 20 nov. 2023.

PALMERT, M. R.; DUNKEL, L. Delayed Puberty. **The New England Journal of Medicine**, v. 366, p. 443-453, 2012. Disponível em: <https://physicians.northernhealth.ca/sites/physicians/files/cme/documents/delayed-puberty.pdf>. Acesso em: 20 nov. 2023.

PANAGIOTOU, M.; KOULOURIS, N. G.; ROVINA, N. Physical Activity: a Missing Link in Asthma Care. **Journal of Clinical Medicine**, v. 9, n. 3, p. 706, 2020. Disponível em: <https://www.mdpi.com/2077-0383/9/3/706>. Acesso em: 20 nov. 2023.

PATRICK, H.; NICKLAS, T. A. A Review of Family and Social Determinants of Children's Eating Patterns and Diet Quality. **Journal of the American College of Nutrition**, v. 24, n. 2, p. 83-92, 2005. Disponível em: <https://www.researchgate.net/profile/Heather-Patrick-2/publication/7938097_A_Review_of_Family_and_Social_Determinants_of_Children's_Eating_Patterns_and_Diet_Quality/links/0fcfd50dc91bf00927000000/A-Review-of-Family-and-Social-Determinants-of-Childrens-Eating-Patterns-and-Diet-Quality.pdf>. Acesso em: 20 nov. 2023.

PATTENDEN, S. et al. Parental Smoking and Children's Respiratory Health: Independent Effects of Prenatal and Postnatal Exposure. **Tobacco Control**, v. 15, n. 4, p. 294-301, 2006. Disponível em: <https://www.ncbi.nlm.nih.gov/pmc/articles/PMC2563598/>. Acesso em: 20 nov. 2023.

PEÑA, A. S. et al. The Majority of Irregular Menstrual Cycles in Adolescence are Ovulatory: Results of a Prospective Study. **Archives of Disease in Childhood**, v. 103, n. 3, p. 235-239, 2018. Disponível em: <https://adc.bmj.com/content/archdischild/103/3/235.full.pdf>. Acesso em: 20 nov. 2023.

PENG, L. et al. Clinical Characteristics and Risk Factors of Nonalcoholic Fatty Liver Disease in Children with Obesity. **BMC Pediatrics**, v. 21, n. 1, p. 1-8, 2021. Disponível em: <https://www.ncbi.nlm.nih.gov/pmc/articles/PMC7953770/>. Acesso em: 20 nov. 2023.

PEREIRA, J. B. Anatomia funcional do pulmão. **Brazilian Journal of Anesthesiology**, v. 46, n. 3, p. 152-163, 2020. Disponível em: <https://bjan-sba.org/article/5e498be90aec5119028b4866/pdf/rba-46-3-152.pdf>. Acesso em: 20 nov. 2023.

PEREIRA, P. D. A. et al. Miranda, D. M. D. Lack of Association Between Genetic Polymorphism of FTO, AKT1 and AKTIP in Childhood Overweight and Obesity. **Jornal de Pediatria**, v. 92, p. 521-527, 2016. Disponível em: <https://www.scielo.br/j/jped/a/VCwzK3NkfVpGXSQHCvG7RMr/?format=pdf&lang=pt>. Acesso em: 20 nov. 2023.

PEREIRA, V. D. G. S. et al. Hábitos alimentares e sua relação com nível de renda entre adolescentes. **HU Revista**, Juiz de Fora, v. 40, n. 3/4, 2014, p. 145-155. Disponível em: <https://periodicos.ufjf.br/index.php/hurevista/article/view/2436/790>. Acesso em: 20 nov. 2023.

PETERSMANN, A. et al. Definition, Classification and Diagnosis of Diabetes Mellitus. **Experimental and Clinical Endocrinology & Diabetes**, v. 126, n. 7, p. 406-410, 2018. Disponível em: <https://www.thieme-connect.com/products/ejournals/html/10.1055/a-1018-9078>. Acesso em: 20 nov. 2023.

PINYERD, B.; ZIPF, W. B. Puberty: Timing is Everything! **Journal of Pediatric Nursing**, v. 20, n. 2, p. 75-82, 2005. Disponível em: <https://www.sciencedirect.com/science/article/abs/pii/S088259630400209X>. Acesso em: 20 nov. 2023.

PIRAHANCHI, Y.; TARIQ, M. A.; JIALAL, I. Physiology, Thyroid. **Europe PMC**, 24 ago. 2018. Disponível em: <https://europepmc.org/article/NBK/nbk519566>. Acesso em: 20 nov. 2023.

PIROLA, L.; FERRAZ, J. C. Role of Pro- and Anti-Inflammatory Phenomena in the Physiopathology of Type 2 Diabetes and Obesity. **World Journal of Biological Chemistry**, v. 8, n. 2, p. 120, 2017. Disponível em: <https://www.ncbi.nlm.nih.gov/pmc/articles/PMC5439163/>. Acesso em: 20 nov. 2023.

PITE, H. et al. Metabolic Dysfunction and Asthma: Current Perspectives. **Journal of Asthma and Allergy**, v. 13, p. 237, 2020. Disponível em: <https://www.tandfonline.com/doi/full/10.2147/JAA.S208823>. Acesso em: 20 nov. 2023.

POLLOCK, J.; SHI, L.; GIMBEL, R. W. Outdoor Environment and Pediatric Asthma: an Update on the Evidence from North America. **Canadian Respiratory Journal**, v. 2.017, 2017. Disponível em: <https://www.hindawi.com/journals/crj/2017/8921917/>. Acesso em: 20 nov. 2023.

PULGARON, E. R.; DELAMATER, A. M. Obesity and Type 2 Diabetes in Children: Epidemiology and Treatment. **Current Diabetes Reports**, v. 14, n. 8, p. 1-12, 2014. Disponível em: <https://www.ncbi.nlm.nih.gov/pmc/articles/PMC4099943/>. Acesso em: 20 nov. 2023.

QUIROGA, R. et al. Exercise Training Modulates the Gut Microbiota Profile and Impairs Inflammatory Signaling Pathways in Obese Children. **Experimental & Molecular Medicine**, n. 52, v. 7, p. 1.048-1.061, 2020. Disponível em: <https://www.nature.com/articles/s12276-020-0459-0>. Acesso em: 20 nov. 2023.

RAMOS, R. T. T. et al. Evaluation of the Upper Airway in Children and Adolescents with Cystic Fibrosis and Obstructive Sleep Apnea Syndrome. **International Journal of Pediatric Otorhinolaryngology**, v. 73, n. 12, p. 1.780-1.785, 2009. Disponível em: <https://www.sciencedirect.com/science/article/abs/pii/S0165587609005242?via%3Dihub>. Acesso em: 20 nov. 2023.

RAO, G. Diagnosis, Epidemiology, and Management of Hypertension in Children. **Pediatrics**, v. 138, n. 2, 2016. Disponível em: <https://publications.aap.org/pediatrics/article-abstract/138/2/e20153616/52413/Diagnosis-Epidemiology-and-Management-of?redirectedFrom=fulltext>. Acesso em: 20 nov. 2023.

RASTOGI, D.; HOLGUIN, F. Metabolic Dysregulation, Systemic Inflammation, and Pediatric Obesity-Related Asthma. **Annals of the American Thoracic Society**, v. 14, n. Supplement 5, p. S363-S367, 2017. Disponível em: <https://www.atsjournals.org/doi/full/10.1513/AnnalsATS.201703-231AW>. Acesso em: 20 nov. 2023.

RASTOGI, M. V.; LAFRANCHI, S. H. Congenital Hypothyroidism. **Orphanet Journal of Rare Diseases**, v. 5, n. 1, p. 1-22, 2010. Disponível em: <https://ojrd.biomedcentral.com/articles/10.1186/1750-1172-5-17>. Acesso em: 20 nov. 2023.

REINEHR, T. Thyroid Function in the Nutritionally Obese Child and Adolescent. **Current Opinion in Pediatrics**, v. 23, n. 4, p. 415-420, 2011. Disponível em: <https://journals.lww.com/co-pediatrics/abstract/2011/08000/thyroid_function_in_the_nutritionally_obese_child.13.aspx>. Acesso em: 20 nov. 2023.

REINEHR, T. Type 2 Diabetes Mellitus in Children and Adolescents. **World Journal of Diabetes**, v. 4, n. 6, p. 270, 2013. Disponível em: <https://www.ncbi.nlm.nih.gov/pmc/articles/PMC3874486/>. Acesso em: 20 nov. 2023.

REUTER, C. P. et al. Association between Overweight and Obesity in Schoolchildren with rs9939609 Polymorphism (FTO) and Family History for Obesity. **Jornal de Pediatria**, v. 92, n. 5, 2016. Disponível em: <https://www.scielo.br/j/jped/a/kwx6DF4NRN6BTGkLmq8H4vk/?lang=en>. Acesso em: 20 nov. 2023.

RIBEIRO, J. D.; FISCHER, G. B. Chronic Obstructive Pulmonary Diseases in Children. **Jornal de Pediatria**, v. 91, p. S11-S25, 2015. Disponível em: <https://www.scielo.br/j/jped/a/D6sWGyVPSYSmw57YpsNJSMw/?lang=em>. Acesso em: 20 nov. 2023.

RÍOS-PREGO, M.; ANIBARRO, L.; SÁNCHEZ-SOBRINO, P. Relationship between Thyroid Dysfunction and Body Weight: a Not so Evident Paradigm. **International Journal of General Medicine**, p. 299-304, 2019. Disponível em: <https://www.ncbi.nlm.nih.gov/pmc/articles/PMC6711558/>. Acesso em: 20 nov. 2023.

ROSEN, D. S. Physiologic Growth and Development During Adolescence. **Pediatrics in Review**, v. 25, n. 6, p. 194-200, 2004. Disponível em: <https://publications.aap.org/pediatricsinreview/article-abstract/25/6/194/75772/Physiologic-Growth-and-Development-During?redirectedFrom=fulltext>. Acesso em: 20 nov. 2023.

ROSEN, R. D.; SAPRA, A. Embryology, thyroid. **Europe PMC**, 24 dez. 2019. Disponível em: <https://europepmc.org/article/nbk/nbk551611#impact>. Acesso em: 20 nov. 2023.

ROSS, D. S. et al. 2016 American Thyroid Association Guidelines for Diagnosis and Management of Hyperthyroidism and Other Causes of Thyrotoxicosis. **Thyroid**, v. 26, n. 10, 2016. Disponível em: <https://www.liebertpub.com/doi/10.1089%2Fthy.2016.0229>. Acesso em: 20 nov. 2023.

RUDDENKLAU, A.; CAMPBELL, R. E. Neuroendocrine Impairments of Polycystic Ovary Syndrome. **Endocrinology**, v. 160, n. 10, p. 2.230-2.242, 2019. Disponível em: <https://academic.oup.com/endo/article/160/10/2230/5526761?login=false>. Acesso em: 20 nov. 2023.

SAHOO, K. et al. Childhood Obesity: Causes and Consequences. **Journal of Family Medicine and Primary Care**, v. 4, n. 2, p. 187-192, 2015. Disponível em: <https://www.ncbi.nlm.nih.gov/pmc/articles/PMC4408699/>. Acesso em: 20 nov. 2023.

SAKAI, N. S.; TAYLOR, S. A.; CHOUHAN, M. D. Obesity, Metabolic Disease and the Pancreas-Quantitative Imaging of Pancreatic Fat. **The British Journal of Radiology**, v. 91, n. 1.089, 2018. Disponível em: <https://www.ncbi.nlm.nih.gov/pmc/articles/PMC6223168/>. Acesso em: 20 nov. 2023.

SKELTON, J. A.; KLISH, W. J. Definition, Epidemiology, and Etiology of Obesity in Children and Adolescents. **UpToDate**, jun. 2023. Disponível em: <https://medilib.ir/uptodate/show/5874>. Acesso em: 20 nov. 2023.

SALERNO, M. C.; IMPRODA, N.; CAPALBO, D. Management of Endocrine Disease Subclinical Hypothyroidism in Children. **European Journal of Endocrinology**, v. 183, n. 2, p. R13-R28, 2020. Disponível em: <https://academic.oup.com/ejendo/article-abstract/183/2/R13/6653728?redirectedFrom=fulltext>. Acesso em: 20 nov. 2023.

SALERNO, M. et al. Subclinical Hypothyroidism in Childhood-Current Knowledge and Open Issues. **Nature Reviews Endocrinology**, v. 12, n. 12, p. 734-746, 2016. Disponível em: <https://www-nature.ez23.periodicos.capes.gov.br/articles/nrendo.2016.100>. Acesso em: 20 nov. 2023.

SANDERS, J. O. et al. The Uniform Pattern of Growth and Skeletal Maturation During the Human Adolescent Growth Spurt. **Scientific Reports**, v. 7, n. 1, p. 1-9, 2017. Disponível em: <https://www.nature.com/articles/s41598-017-16996-w>. Acesso em: 20 nov. 2023.

SANTOS, B. E. et al. Impacts of Aerobic Exercise on Children with Asthma Diagnosis: Integrative Review. **Revista Ciências em Saúde**, v. 12, n. 1, p. 14-23, 2022. Disponível em: <https://portalrcs.hcitajuba.org.br/index.php/rcsfmit_zero/article/view/1174/783>. Acesso em: 20 nov. 2023.

SANTOS, J.; SALGADO, M. O crescimento linfoide, os gânglios palpáveis e a hiperplasia reativa. **Saúde Infantil – Hospital Pediátrico de Coimbra**, v. 42, n. 1, 2020, p. 8. Disponível em: <https://saudeinfantil.asic.pt/images/download-arquivo/2020%20-%201%20-%20Abril/RSI-Abril-2020-versao-integral.pdf>. Acesso em: 20 nov. 2023.

SAVRAN, O.; ULRIK, C. S. Early Life Insults as Determinants of Chronic Obstructive Pulmonary Disease in Adult Life. **International Journal of Chronic Obstructive Pulmonary Disease**, v. 13, p. 683, 2018. Disponível em: <https://www.tandfonline.com/doi/full/10.2147/COPD.S153555>. Acesso em: 20 nov. 2023.

SELVA, K. J. et al. Systems Serology Detects Functionally Distinct Coronavirus Antibody Features in Children and Elderly. **Nature Communications**, v. 12, n. 1, p. 1-14, 2021. Disponível em: <https://www.nature.com/articles/s41467-021-22236-7>. Acesso em: 20 nov. 2023.

SEPPÄ, S. et al. Management of Endocrine Disease: Diagnosis and Management of Primary Amenorrhea and Female Delayed Puberty. **European Journal of Endocrinology**, v. 184, n. 6, p. R225-R242, 2021. Disponível em: <https://pubmed.ncbi.nlm.nih.gov/33687345/>. Acesso em: 20 nov. 2023.

SERAFINO-AGRUSA, L.; SPATAFORA, M.; SCICHILONE, N. Asthma and Metabolic Syndrome: Current Knowledge and Future Perspectives. **World Journal of Clinical Cases: WJCC**, v. 3, n. 3, p. 285, 2015. Disponível em: <https://www.ncbi.nlm.nih.gov/pmc/articles/PMC4360500/>. Acesso em: 20 nov. 2023.

SILVA, L. B. et al. Perfil clínico e nutricional de diabéticos na atenção básica. **Cadernos ESP**, v. 17, n. 1, e1493-e1493, 2023. Disponível em: <https://cadernos.esp.ce.gov.br/index.php/cadernos/article/view/1493>. Acesso em: 20 nov. 2023.

SINGH, R. Surgical Anatomy of Thyroid Gland-A Comprehensive Review. **Basic Sciences of Medicine**, v. 9, n. 1, p. 10-14, 2020. Disponível em: <https://www.researchgate.net/profile/Rajani-Singh-4/publication/343006256_Surgical_Anatomy_of_Thyroid_Gland_-_A_Comprehensive_Review/links/5f112993a6fdcc3ed70e4537/Surgical-Anatomy-of-Thyroid-Gland-A-Comprehensive-Review.pdf>. Acesso em: 20 nov. 2023.

SMET, M. E.; MCLENNAN, A. Rotterdam Criteria, the End. **Australasian Journal of Ultrasound in Medicine**, v. 21, n. 2, p. 59, 2018. Disponível em: <https://www.ncbi.nlm.nih.gov/pmc/articles/PMC8409808/>. Acesso em: 20 nov. 2023.

SOUREN, N. Y. et al. Common SNPs in LEP and LEPR Associated with Birth Weight and Type 2 Diabetes-Related Metabolic Risk Factors in Twins. **International Journal of Obesity**, v. 32, n. 8, 2008. Disponível em: <https://pubmed.ncbi.nlm.nih.gov/18490929/>. Acesso em: 20 nov. 2023.

STEPTO, N. K et al. Women with Polycystic Ovary Syndrome have Intrinsic Insulin Resistance on Euglycaemic–hyperinsulaemic Clamp. **Human Reproduction**, v. 28, n. 3, p. 777-784, 2013. Disponível em: <https://academic.oup.com/humrep/article/28/3/777/940916?login=false>. Acesso em: 20 nov. 2023.

SZELIGA, A. et al. Neuroendocrine Determinants of Polycystic Ovary Syndrome. **International Journal of Environmental Research and Public Health**, v. 19, n. 5, p. 3.089, 2022. Disponível em: <https://www.mdpi.com/1660-4601/19/5/3089>. Acesso em: 20 nov. 2023.

TAI, A. et al. Outcomes of Childhood Asthma to the Age of 50 Years. **Journal of Allergy and Clinical Immunology**, v. 133, n. 6, p. 1.572-1.578. e3, 2014. Disponível em: <https://www.researchgate.net/profile/Haily-Tran/publication/260030017_Outcomes_of_childhood_asthma_to_the_age_of_50_years/links/5db017e892851c577eb9ca52/Outcomes-of-childhood-asthma-to-the-age-of-50-years.pdf>. Acesso em: 20 nov. 2023.

TAMIR, O. et al. Taxation of sugar sweetened beverages and unhealthy foods: a qualitative study of key opinion leaders' views. **Israel Journal of Health Policy Research**, v. 7, n. 1, p. 1-11, 2018. Disponível em: <https://ijhpr.biomedcentral.com/articles/10.1186/s13584-018-0240-1>. Acesso em: 20 nov. 2023.

TANOFSKY-KRAFF, M. et al. The FTO Gene rs9939609 Obesity-Risk Allele and Loss of Control Over Eating. **The American Journal of Clinical Nutrition**, v. 90, n. 6, p.1483-1488, 2009. Disponível em: <https://www.ncbi.nlm.nih.gov/pmc/articles/PMC2777464/>. Acesso em: 20 nov. 2023.

TAVERAS, E. M. et al. Racial/Ethnic Differences in Early-Life Risk Factors for Childhood Obesity. **Pediatrics**, v. 125, n. 4, p. 686-695, 2010. Disponível em: <https://www.ncbi.nlm.nih.gov/pmc/articles/PMC3836212/>. Acesso em: 20 nov. 2023.

THIVEL, D. et al. Muscle Strength and Fitness In Pediatric Obesity: a Systematic Review from the European Childhood Obesity Group. **Obesity Facts**, v. 9, n. 1, p. 52-63, 2016. Disponível em: <https://karger.com/ofa/article-pdf/9/1/52/3302898/000443687.pdf>. Acesso em: 20 nov. 2023.

TIWARI, A.; BALASUNDARAM, P. **Obesity in Pediatric Patients**. 8 mar. 2023. Disponível em: <https://www.ncbi.nlm.nih.gov/books/NBK5Baixei70626/>. Acesso em: 20 nov. 2023.

TOSKALA, E.; KENNEDY, D. W. Asthma Risk Factors. **International Forum of Allergy & Rhinology**, v. 5, n. S1, p. S11-S16, 2015. Disponível em: <https://www.ncbi.nlm.nih.gov/pmc/articles/PMC7159773/pdf/ALR-5-S11.pdf>. Acesso em: 20 nov. 2023.

TOUNIAN, P. Programming Towards Childhood Obesity. **Annals of Nutrition and Metabolism**, v. 58, Suppl. 2, p. 30-41, 2011. Disponível em: <https://karger.com/anm/article-abstract/58/Suppl.%20 2/30/39985/Programming-towards-Childhood-Obesity?redirectedFrom=fulltext>. Acesso em: 20 nov. 2023.

TRIVEDI, M.; DENTON, E. Asthma in Children and Adults: What are the Differences and What Can they Tell us About Asthma? **Frontiers in Pediatrics**, v. 7, n. 256, 2019. Disponível em: <https://www.frontiersin.org/articles/10.3389/fped.2019.00256/full>. Acesso em: 20 nov. 2023.

UNICEF – United Nations Children's Fund. **Childhood air Pollution Exposure Key Messages**, 2022. Disponível em: <https://www.unicef.org/media/123156/file/Childhood_Air_Pollution_Key_Messages_2022.pdf>. Acesso em: 20 nov. 2023.

VAN LEEUWEN, J. C. et al. Monitoring Pulmonary Function During Exercise in Children With Asthma. **Archives of Disease in Childhood**, v. 96, n. 7, p. 664-668, 2011. Disponível em: <https://ris.utwente.nl/ws/portalfiles/portal/171661871/Van_leeuwen_2011_Monitoring_pulmonary_function_durin.pdf>. Acesso em: 20 nov. 2023.

VAN NAME, M. A. et al. Nighttime is the Worst Time: Parental Fear of Hypoglycemia in Young Children with Type 1 Diabetes. **Pediatric Diabetes**, v. 19, n. 1, p. 114-120, 2018. Disponível em: <https://www.ncbi.nlm.nih.gov/pmc/articles/PMC5650950/>. Acesso em: 20 nov. 2023.

VANDINI, S. et al. Impact of Rhinovirus Infections in Children. **Viruses**, v. 11, n. 6, p. 521, 2019. Disponível em: <https://www.mdpi.com/1999-4915/11/6/521>. Acesso em: 20 nov. 2023.

VEERAPANDIAN, R.; SNYDER, J. D.; SAMARASINGHE, A. E. Influenza in Asthmatics: for Better or for Worse? **Frontiers in Immunology**, v. 9, p. 1.843, 2018. Disponível em: <https://www.frontiersin.org/articles/10.3389/fimmu.2018.01843/full>. Acesso em: 20 nov. 2023.

VIGONE, M. C. et al. Mild Hypothyroidism in Childhood: Who, When, and How Should be Treated? **Journal of the Endocrine Society**, v. 2, n. 9, p. 1.024-1.039, 2018. Disponível em: <https://academic.oup.com/jes/article/2/9/1024/5058031?login=false>. Acesso em: 20 nov. 2023.

VIJAYAKANTHI, N.; GREALLY, J. M.; RASTOGI, D. Pediatric Obesity-Related Asthma: the Role of Metabolic Dysregulation. **Pediatrics**, v. 137, n. 5, 2016. Disponível em: <https://www.ncbi.nlm.nih.gov/pmc/articles/PMC4845863/>. Acesso em: 20 nov. 2023.

VLAARDINGERBROEK, H. et al. Appetite- and Weight-Inducing and -Inhibiting Neuroendocrine Factors in Prader-Willi Syndrome, Bardet-Biedl Syndrome and Craniopharyngioma Versus Anorexia Nervosa. **Endocrine Connections**, v. 10. n. 5, p. R175-R188, May 2021. Disponível em: <https://ec.bioscientifica.com/view/journals/ec/10/5/EC-21-0111.xml>. Acesso em: 20 nov. 2023.

WALTERS, K. A. et al. New Perspectives on the Pathogenesis of PCOS: Neuroendocrine Origins. **Trends in Endocrinology & Metabolism**, v. 29, n. 12, p. 841-852, 2018. Disponível em: <https://www.cell.com/trends/endocrinology-metabolism/fulltext/S1043-2760(18)30149-8>. Acesso em: 20 nov. 2023.

WANG, G. et al. Assessment of Chronic Bronchitis and Risk Factors in Young Adults: Results from BAMSE. **European Respiratory Journal**, v. 57, n. 3, 2021. Disponível em: <https://erj.ersjournals.com/content/erj/57/3/2002120.full.pdf>. Acesso em: 20 nov. 2023.

WANG, Y. C., BLEICH, S. N.; GORTMAKER, S. L. Increasing Caloric Contribution from Sugar-Sweetened Beverages and 100% Fruit Juices Among US Children and Adolescents, 1988–2004. **Pediatrics**, v. 121, n. 6, p. e1.604-e1.614, 2008. Disponível em: <https://publications.aap.org/pediatrics/article-abstract/121/6/e1604/72757/Increasing-Caloric-Contribution-From-Sugar>. Acesso em: 20 nov. 2023.

WEIHRAUCH-BLÜHER, S. et al. Current Guidelines for Obesity Prevention in Childhood and Adolescence. **Obesity Facts**, v. 11, n. 3, p. 263-276, 2018. Disponível em: <https://karger.com/ofa/article-pdf/11/3/263/3299350/000486512.pdf>. Acesso em: 20 nov. 2023.

WEILER, J. M. Pathogenesis, Prevalence, Diagnosis, and Management of Exercise-Induced Bronchoconstriction: a Practice Parameter. **Annals of Allergy, Asthma & Immunology**, v. 105, n. 6, p. S1-47, 2010. Disponível em: <https://www.annallergy.org/article/S1081-1206(10)00891-4/fulltext>. Acesso em: 20 nov. 2023.

WEST, S. L. et al. Physical Activity for Children with Chronic Disease: a Narrative Review and Practical Applications. **BMC Pediatrics**, v. 19, n. 1, p. 1-18, 2019. Disponível em: <https://link.springer.com/article/10.1186/s12887-018-1377-3>. Acesso em: 20 nov. 2023.

WHERRETT, D. et al. Type 1 Diabetes in Children and Adolescents. **Canadian Journal of Diabetes**, v. 37, p. S153-S162, 2013. Disponível em: <https://www.diabetes.ca/health-care-providers/clinical-practice-guidelines/chapter-34#panel-tab_FullText>. Acesso em: 20 nov. 2023.

WHO – World Health Organization. **Body Mass Index-for-age (BMI-for-age)**. Disponível em: <https://www.who.int/toolkits/child-growth-standards/standards/body-mass-index-for-age-bmi-for-age>. Acesso em: 20 set. 2023a.

WHO – World Health Organization. **Global Action Plan for the Prevention and Control of Noncommunicable Diseases**: 2013-2020. 2013. Disponível em: <https://apps.who.int/iris/bitstream/handle/10665/94384/?sequence=1>. Acesso em: 20 nov. 2023.

WHO – World Health Organization. **Guidelines on Physical Activity, Sedentary Behaviour and Sleep for Children under 5 Years of Age**. 2019. Disponível em: <https://apps.who.int/iris/bitstream/handle/10665/325147/WHO-NMH-PND-2019.4-eng.pdf?sequence=1&isAllowed=y>. Acesso em: 20 nov. 2023.

WHO – World Health Organization. **Influenza (seasonal)**. World Health Organization, 12 jan. 2023b. Disponível em: <https://www.who.int/news-room/fact-sheets/detail/influenza-(seasonal)>. Acesso em: 20 nov. 2023.

WHO – World Health Organization. **Report of the Commission on Ending Childhood Obesity**, 2016. Disponível em: <https://apps.who.int/iris/bitstream/handle/10665/204176/?sequence=1>. Acesso em: 20 nov. 2023.

WILD, R. A. et al. Lipid Levels in Polycystic Ovary Syndrome: Systematic Review and Meta-analysis. **Fertility and Sterility**, v. 95, n. 3, p. 1.073-1.079, 2011. Disponível em: <https://www.sciencedirect.com/science/article/pii/S0015028210029699>. Acesso em: 20 nov. 2023.

WILLIAMS, C. A. et al. Exercise Training in Children and Adolescents with Cystic Fibrosis: Theory Into Practice. **International Journal of Pediatrics**, v. 2010, 2010. Disponível em: <https://www.hindawi.com/journals/ijpedi/2010/670640/>. Acesso em: 20 nov. 2023.

WITCHEL, S. F.; OBERFIELD, S. E.; PEÑA, A. S. Polycystic Ovary Syndrome: Pathophysiology, Presentation, and Treatment with Emphasis On Adolescent Girls. **Journal of the Endocrine Society**, v. 3, n. 8, p. 1545-1573, 2019. Disponível em: <https://academic.oup.com/jes/article/3/8/1545/5518341?login=false>. Acesso em: 20 nov. 2023.

WOLFSDORF, J. I. et al. I. S. ISPAD Clinical Practice Consensus Guidelines 2014. Diabetic Ketoacidosis and Hyperglycemic Hyperosmolar State. **Pediatric Diabetes**, v. 15, p. 154-179, 2014. Disponível em: <https://edisciplinas.usp.br/pluginfile.php/6663686/mod_resource/content/1/CAD%20ISPAD%20Consenso%202018%20pedi.12701%20%281%29.pdf>. Acesso em: 20 nov. 2023.

WOOD, C. L.; LANE, L. C.; CHEETHAM, T. **Puberty**: Normal Physiology. Amsterdã: Elsevier, 2019.

XU-CHEN, X. et al. The Airway Epithelium During Infancy and Childhood: A Complex Multicellular Immune Barrier. Basic Review for Clinicians. **Paediatric Respiratory Reviews**, v. 38, p. 9-15, 2021. Disponível em: <https://www.ncbi.nlm.nih.gov/pmc/articles/PMC8859843/>. Acesso em: 20 nov. 2023.

YANG, M. et al. The Effects of Genetic Variation in FTO rs9939609 on Obesity and Dietary Preferences in Chinese Han Children and Adolescents. **Plos One**, v. 9, n. 8, 2014. Disponível em: <https://journals.plos.org/plosone/article?id=10.1371/journal.pone.0104574>. Acesso em: 20 nov. 2023.

YANG, W. et al. Focus on Early Copd: Definition and Early Lung Development. **International Journal of Chronic Obstructive Pulmonary Disease**, v. 16, p. 3.217, 2021. Disponível em: <https://www.tandfonline.com/doi/pdf/10.2147/COPD.S338359>. Acesso em: 20 nov. 2023.

ZHU, J. et al. Practice Variation in the Management of Girls and Boys with Delayed Puberty. **Endocrine Practice**, v. 26, n. 3, p. 267-284, 2020. Disponível em: <https://www.ncbi.nlm.nih.gov/pmc/articles/PMC7133108/>. Acesso em: 20 nov. 2023.

ZIMLICH, B. S. N. R. Bronchitis in Children: Should it be on Your Radar? **Contemporary Pediatrics**, v. 38, n. 8, p. 18-19, 2021. Disponível em: <https://cdn.sanity.io/files/0vv8moc6/contpeds/837779207a08e5f9e09e3eb270d3dfad7dbeac99.pdf/CNTPED0821_ezine.pdf>. Acesso em: 20 nov. 2023.

ZOU, Z. C. et al. Effect of Exercise Combined with Dietary Intervention on Obese Children and Adolescents Associated with the FTO rs9939609 Polymorphism. **European Review for Medical and Pharmacological Sciences**, v. 19, n. 23, p. 4.569-4.575, 2015. Disponível em: <https://pubmed.ncbi.nlm.nih.gov/26698254/ >. Acesso em: 20 nov. 2023.

Bibliografia comentada

BRASIL. **Guia alimentar para crianças brasileiras menores de 2 anos**. Brasília: Ministério da Saúde, 2019. Disponível em: <http://189.28.128.100/dab/docs/portaldab/publicacoes/guia_da_crianca_2019.pdf>. Acesso em: 20 nov. 2023.

Este guia traz recomendações e informações sobre alimentação para crianças nos dois primeiros anos de vida, com o objetivo de promover saúde, crescimento e desenvolvimento para que alcancem todo o seu potencial. Além de apoiar a família no cuidado cotidiano, o documento subsidia profissionais no desenvolvimento de ações de educação alimentar e nutricional em âmbito individual e coletivo no Sistema Único de Saúde (SUS) e em outros setores. É, também, um instrumento orientador de políticas, programas e ações que visem apoiar, proteger e promover a saúde e a segurança alimentar e nutricional das crianças brasileiras.

COSTA, M. de B. (Org.). **Eu controlo meu diabetes**: orientações de pacientes da Universidade Federal de Juiz de Fora. Juiz de Fora: Ed. UFJF, 2013. Disponível em: <https://www2.ufjf.br/editora/wp-content/uploads/sites/113/2018/02/eu_controlo_meu_diabetes_guia_infantil.pdf>. Acesso em: 20 nov. 2023.

Projeto social da Universidade Federal de Juiz de Fora (UFJF), este guia é distribuído gratuitamente. Trata questões relacionadas à diabetes para crianças de uma forma divertida e muito informativa, para ajudar as próprias crianças e seus familiares a compreenderem o que acontece quando se tem o diagnóstico da doença, qual a importância de cuidar da saúde e os principais cuidados que devem ser tomados.

SIEGEL, D. **Cérebro do adolescente**: o grande potencial, a coragem e a criatividade da mente dos 12 aos 24 anos. São Paulo: nVersos, 2021.

Neste livro, pode-se conhecer como o cérebro da criança se desenvolve e quais as implicações práticas desse crescimento.

SOLÉ, D.; WANDALSEN, G. F.; LANZA, F. de C. **Asma no lactente, na criança e no adolescente**. São Paulo: Atheneu, 2016.

De maneira mais técnica, este livro aborda a doença crônica considerada a mais comum na infância, a asma, cuja prevalência cresce em todo o mundo. Na obra, podem ser encontrados tópicos sobre crescimento e desenvolvimento pulmonar, patofisiologia da asma e das doenças alérgicas, quadro clínico em diferentes períodos da vida, avaliação funcional do pulmão, provas laboratoriais diagnósticas, esquemas de tratamento e fisioterapia, entre outros.

TEIXEIRA, P. D. F.; MESA, C. O; SCHEFFEL, R. S. **Guia prático em doenças da tireoide**. São Paulo: Clannad, 2022.

Desenvolvido pelo Departamento de Tireoide da Sociedade Brasileira de Endocrinologia e Metabologia (SBEM), tem o objetivo de facilitar o entendimento das doenças da tireoide. Em um momento no qual proliferam informações equivocadas que levam a diagnósticos e tratamentos incorretos, prejudicando os pacientes, este livro contempla tópicos que se estendem da fisiologia tireoidiana à abordagem diagnóstica e terapêutica dos pacientes com as mais diversas doenças da tireoide.

Respostas

Capítulo 1
Atividades de autoavaliação

1. c
2. b
3. a
4. b
5. c

Capítulo 2
Atividades de autoavaliação

1. b
2. a
3. a
4. b
5. c

Capítulo 3
Atividades de autoavaliação

1. e
2. b
3. c
4. d
5. d

Capítulo 4

Atividades de autoavaliação

1. a
2. b
3. a
4. b
5. e

Capítulo 5

Atividades de autoavaliação

1. c
2. c
3. b
4. c
5. a

Capítulo 6

Atividades de autoavaliação

1. a
2. b
3. c
4. b
5. a

Sobre a autora

Lucyana de Miranda Moreira é graduada em Educação Física e em Fisioterapia pela Faculdade do Clube Náutico Mogiano (FCNM). Especialista em Docência do Ensino Superior pela Faculdade Presidente Antônio Carlos (Unipac) e em Fisioterapia em Ortopedia e Esporte pela Faculdade Inspirar. Mestre e doutoranda em Engenharia Biomédica (linha de pesquisa em instrumentação biomédica e tecnologias assistivas) pela Universidade de Mogi das Cruzes (UMC). Trabalhou no Comitê Organizador dos Jogos Olímpicos e Paralímpicos Rio 2016. Atualmente, é professora universitária, fisioterapeuta esportiva do SESI-SP e da seleção brasileira de paracanoagem (Centro de Treinamento de São Bernardo do Campo).

Os papéis utilizados neste livro, certificados por instituições ambientais competentes, são recicláveis, provenientes de fontes renováveis e, portanto, um meio **responsável** e natural de informação e conhecimento.

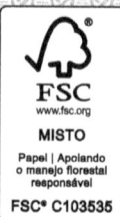

FSC
www.fsc.org
MISTO
Papel | Apoiando
o manejo florestal
responsável
FSC® C103535

Impressão: Reproset